La Receta del Gran Médico *para* Bajar de Peso

JORDAN RUBIN

con el doctor Joseph Brasco

Grupo Nelson
Una división de Thomas Nelson Publishers
Juntos inspiramos al mundo

Para hacer este libro lo más exacto posible no se han escatimado esfuerzos. El propósito de esta obra es educar. Es un repaso de evidencias científicas que se presentan con el objetivo de informar. Nadie debe utilizar la información contenida aquí para diagnosticarse o tratarse a sí mismo ni como justificación para aceptar o rechazar terapias médicas para problemas de salud o enfermedades. No debe interpretarse como una forma de desalentar la búsqueda de consejo médico o terapia profesional, ni pretende este libro ofrecer consejo médico.

Cualquier aplicación de la información presentada aquí dependerá de la discreción del lector. Por tanto, cualquier individuo con un problema de salud específico o que esté tomando medicamentos deberá primero buscar orientación de su médico personal o proveedor de servicios de salud antes de comenzar un programa de salud y bienestar. El autor y el Grupo Nelson, Inc., no se responsabilizan por pérdidas, daños o lesiones causadas o atribuidas directa o indirectamente a personas o entidades por la información contenida en esta obra. No asumimos responsabilidad por errores, inexactitudes, omisiones u otras incongruencias.

En vista de la naturaleza compleja e individual de los problemas de salud, este libro y las ideas, programas, procedimientos y sugerencias aquí presentados no pretenden reemplazar el consejo de médicos profesionales debidamente entrenados.

Todo asunto concerniente a la salud requiere supervisión profesional. Debe consultarse a un médico antes de adoptar cualquier programa o programas descritos en este libro. El autor y el editor no asumirán ninguna responsabilidad derivada directa o indirectamente del uso de esta obra.

Editorial Betania es una división de Grupo Nelson

Una división de Thomas Nelson, Inc.
Nashville, Tennessee, Estados Unidos de América
www.gruponelson.com

Título en inglés: *The Great Physician's Rx for Weight Loss*
Publicado por Thomas Nelson Publishers

Traducción: *Rolando Cartaya*
Tipografía: *Grupo Nivel Uno*

ISBN: 0-88113-097-4

Impreso en los Estados Unidos de América

A todos aquellos que al mirarse al espejo saben que no están experimentando toda la salud que el Señor desea para ellos. Es mi deseo que este libro les inspire a presentar sus cuerpos como sacrificio vivo agradable a Dios. Él se encargará de hacer el resto.

Contenido

Introducción: Un giro poderoso vii

Llave # 1: Coma para vivir 1

Llave # 2: Complemente su dieta con alimentos integrales, nutrientes vivos y superalimentos 29

Llave # 3: Practique una higiene avanzada 39

Llave # 4: Acondicione su cuerpo con ejercicios y terapias corporales 45

Llave # 5: Reduzca las toxinas en su ambiente 54

Llave # 6: Evite las emociones mortales 63

Llave # 7: Viva una vida de oración y con propósito 68

Plan de batalla de *La Receta del Gran Médico para bajar de peso* 74

Notas 98

Acerca de los autores 100

Introducción

Un giro poderoso

Doris Bailey, de cincuenta y seis años, recuerda el acontecimiento como si hubiera ocurrido ayer.

Sólo tenía quince años. Era una joven intentando encontrarse en un mundo tan grande, pero era sumamente consciente del rechazo y de su falta de amigos. Era bajita, medía apenas cinco pies y dos pulgadas [1.56 m], pero de 185 libras [92 kg], tenía exceso de peso. En la escuela Doris prefería mantenerse algo aislada, donde nadie se diera cuenta de ella ni la rechazara. «Era muy solitaria, me alejaba de todos», recuerda.

Una noche estaba en casa cuando su hermano mayor, Sonny, en cuarto año de la secundaria, invitó a casa a varios de sus amigos. Los chicos se estaban relajando y bromeando cuando uno miró a Doris.

«Doris, ¿quieres una manzana?», le preguntó. Tomó una manzana roja y brillante del plato de frutas en la mesa del comedor.

«Claro», le respondió Doris casi sin pensarlo.

El chico tiró la manzana fácilmente por el cuarto y Doris la agarró. Cuando la manzana dulce estaba entre sus dientes, el chico gritó con desdén: «¡Míren a la chancha!»

Todos los chicos se dieron vuelta hacia Doris, que se congeló a medio morder, lo que sólo la hizo parecer más a la imagen de un puerco sobre el asador, cocinándose con una manzana en la boca. Todos se rieron, lo que la avergonzó. Ella escapó a su cuarto donde se echó en la cama y lloró amargamente el resto de la noche. Se durmió llorando y sintiéndose miserable.

«Lo que dijo ese chico aquella noche no me ha dejado en todos estos años», dijo. «Nunca me había sentido bien en cuanto a mí misma antes de aquella noche, y seguramente no aumentó mi estima después».

Tampoco ayudó el hecho de que Doris se criaba como hija de un padre activo en las Fuerzas Aéreas y su familia se mudaba cada par de años con el próximo puesto de su padre. Siempre le costaba entablar amistades en lugares como Madrid y Aranjuez, España; Hamilton, Bermuda; Palermo, New Jersey; Seattle, Washington; y Ceres, California, un pueblo pequeño en el centro de ese estado donde asistió a la escuela secundaria.

Once días después de graduarse de la secundaria, se casó con la primera persona que mostró interés en ella, Jack Williams, técnico electrónico de aviones de la armada originario de Huntington, West Virginia. Cuando su primer hijo, que lleva el nombre del padre, nació quince meses después en su puesto en las Filipinas, Doris estaba al punto de pesar 235 libras [114 kg].

El bebito Jack no era el único subiendo de peso en aquellos días. «Yo les decía a mis amigos que estaba haciendo la dieta "ver-comer": cuando veía comida, me la comía», explicó Doris. «Cuando nos mudamos a los Estados Unidos otra vez, me encantaba frecuentar el restaurante Perry Boy's, donde se come sin límites, cada sábado por la noche. Me encantaba la variedad de comida que ofrecían. Ignoraba el bar de ensaladas y llenaba mi plato de jamón, panceta, pollo frito, puré de papa y maíz, volviendo cinco o seis veces a la línea de comida». Su peso lenta, pero seguramente, pasó las 280 libras [135 kg] después del nacimiento de su segundo hijo, Brian.

A Doris no le encantaba solamente comer sino también cocinar. Su receta favorita la heredó de su mamá, tacos caseros, *auténticos.* Con esa receta se mezclaban carne picada con huevos, galletitas saladas o avena, una pasta de tomate o ketchup, y mucho pimentón.

«Yo tomaba un manojo de carne del tamaño de una pelota de golf y la ponía en una tortilla de maíz», explicaba Doris. «Después allanaba la carne con mi mano, doblaba el taco, y lo colocaba en un sartén lleno de aceite caliente. Después de freír el taco, lo sacaba, removía el aceite sobrante, abría el taco, añadía un pedazo de queso Velveeta, y seguía cocinando otros. En la cena, les añadíamos, al gusto, lechuga, tomate, cebolla y aguacate. Hacía tres docenas para la familia y yo sola me comía entre doce y quince de una vez».

Después de doce años de casados, Doris y Jack se divorciaron. Ella volvió al centro de California y se estableció en Modesto, donde conoció a Larry Bailey. Se casaron en 1982, mientras ella trabajaba de enfermera asistente registrada en geriátricos y casas privadas. Cuando su peso se acercaba a las 300 libras [148 kg], Doris abandonó cualquier esperanza de adelgazar. Claro que había intentado con regímenes populares como Overeaters Anonymous, Jenny Craig y Weight Watchers, pero nunca le dieron resultado. «Yo perdía cinco libras [2 kg], pero después comía un poco más o no seguía el régimen estrictamente, y subía otras seis libras [2.5 kg]», dijo. «Eso me frustraba mucho».

Entonces un domingo por la mañana, a comienzos del 2006, Doris estaba sentada con la congregación de la Iglesia Calvary Temple de Modesto, pensando solamente en lo suyo. A mí me habían invitado a hablar en los cultos de la mañana, y compartí un mensaje acerca de presentar nuestros cuerpos como sacrificios vivos.

Desafié a la congregación aquella mañana preguntado: «¿Puede decir: "Esto es lo mejor que tengo, y se lo doy al Señor?"» «¿Es usted un ejemplo de lo mejor que Dios tiene? ¿Pueden los otros ver su vitalidad? ¿No sería una maravilla si el pueblo de Dios fuera de tan buena salud y tan brillante que los demás se dieran cuenta desde una distancia de diez o veinte pies [tres a seis metros]?»

Doris no quería que nadie la notara. Sabía que su salud no era nada radiante. Las décadas de estar obesa le estaban costando: sufría de asma, gota, osteoartritis, acidez, alta presión y apnea del sueño. Sus rodillas se habían agotado: tenía que usar un bastón para caminar.

«Nunca escuché hablar de usted antes de que viniera a nuestra iglesia», me dijo. «Cuando le oí, me quedé asombrada. Lo que me hizo abrir los ojos fue cuando nos instó a comer solamente las comidas creadas por Dios, no las que los humanos hacen con ingredientes terribles y aditivos y conservantes».

Cuando terminé de hablar aquella mañana, uno de los pastores, Kelli Williams, animó a todos en la iglesia a asistir a las clases semanales llamadas las «Siete Semanas de Salud», basadas en mi libro *La receta del Gran Médico para tener salud y bienestar extraordinarios.* La primera clase fue una confirmación para Doris cuando aprendió la Llave # 1: Comer para vivir. Esto es lo que pasó, según sus propias palabras:

> Me fui a casa y vacié mis alacenas y la heladera, y después fui a comprar comidas creadas por Dios. Empecé a comer más ensaladas y pollo horneado o asado. Dejé de comer chancho y dulces con mucho azúcar como tortas fritas con mermelada o pan dulce de manzana. Ya no como medio galón [casi dos litros] de helado de una sentada. Llené mi heladera con verduras frescas, leche entera orgánica e incluso un poco de leche y queso de cabra, aunque al principio no me gustó mucho. Almorzaba manzanas, bananas y naranjas.
>
> Inmediatamente se me fueron las libras [los kilos] y no volvieron. Qué bendición para alguien que

intentó con cada dieta en los últimos treinta y ocho años sin ver resultados de pérdida de peso sostenida ni mejoramiento de salud. Hasta que probé la receta del Gran Médico. En un par de meses, bajé veinticinco libras [11 kg], ¡de 330 a 305 libras! [150 a 138 kg].

El Señor me ha dado la fuerza y la habilidad para cambiar completamente la manera en la cual como y vivo. Nunca supe que comer sanamente y controlar las porciones podría rendir tanto. Después de años de comida rápida e ilimitada, ahora cocino alimentos saludables y frescos en casa. Es una aventura crear comidas saludables.

Me animo a seguir lo que he aprendido, y ahora tengo una nueva meta: ¡bajar a 175 libras [79 kg] para febrero del 2009!

Una nueva actitud

Doris Bailey tenía menos de tres meses siguiendo la receta del Gran Médico para tener salud y bienestar extraordinarios cuando este libro se imprimió, por lo que le deseo todo lo mejor. Ella piensa que puede seguir perdiendo peso porque la receta del Gran Médico no es una dieta sino un estilo de vida completamente nuevo.

Tal actitud está más a tono con la etimología de la palabra *dieta,* que proviene de la voz griega *diaita,* la cual significa «vida, estilo de vida, modo de vida».

El hecho de que esté leyendo este libro me dice que a usted o a alguien cercano le importa mucho bajar de peso. Si es así, probablemente no es necesario recordarle que acumular kilos no es sano, ni que el tema se ha convertido en nuestros tiempos en un estribillo del debate nacional.

Cuando nos encontramos en lugares públicos las evidencias nos abruman. Uno tendría que ser ciego para no reparar en las prominentes barrigas y los muslos rollizos que pasan aplastantes por su lado en cualquier centro comercial. Como civilización, los estadounidenses somos hoy un poco más altos, pero también más pesados que hace una generación; actualmente pesamos como promedio cerca de diez kilos más que nuestros padres y abuelos en los años 60, y la mayor ganancia corresponde a los hombres de 40 años o más.

Las más recientes estadísticas del Centro Nacional para la Salud acerca del sobrepeso y la obesidad tampoco pintan un futuro color de rosa para este país. Aproximadamente un 65 por ciento de los adultos estadounidenses de veinte años o más pesan demasiado, lo cual se define por tener un índice de masa corporal (IMC) de 25 o más.

El índice de masa corporal es una fórmula matemática que toma en cuenta la estatura y el peso de una persona para determinar un número correspondiente, llamado IMC. En tanto fórmula estricta, el índice de masa corporal es igual al peso de la persona en kilogramos dividido entre su estatura en metros al cuadrado. Según una tabla de índices de masa corporal convertidos a libras y pulgadas para su uso en Estados Unidos (estos índices están disponibles en la Internet) el IMC se desglosa de la siguiente manera:

- 18 o menos: bajo de peso
- 19–24: normal
- 25–29: con sobrepeso
- 30–39: obeso
- 40–54: extremadamente obeso

Por ejemplo, una persona de cinco pies 10 pulgadas de estatura [1,78 m] y un peso de 209 libras [95 kg] tendría un IMC de 30, lo cual le ganaría una clasificación de obeso en la escala de índices de masa corporal.

Es revelador que alrededor de 30 por ciento de la población de adultos de los Estados Unidos tiene un IMC de 30 o más.

A medida que las cinturas se han expandido, ha llenado la brecha una gran industria que nos promete hacernos bajar de peso, gracias al apetito insaciable de los más de 70 millones de estadounidenses que en cualquier momento dado se encuentran haciendo dieta. El mercado norteamericano de las dietas y la pérdida de peso podría superar los 50.000 millones de dólares en 2006, según Marketdata, una firma de investigaciones de mercado que sigue la pista a productos y programas dietéticos desde 1989. Esto se traduce en 136 millones de dólares que se gastan cada día en lo siguiente:

- Libros que prometen enfoques «novísimos» para bajar de peso, así como un puñado de éxitos perennes de librería: *Atkins New Diet Revolution, South Beach Diet,* y *The Zone.*
- Cirugías de desvío gástrico, en la cual los cirujanos presillan el estómago o lo ciñen con una banda ajustable. Esto lo convierte en una pequeña bolsa con capacidad para sólo algunas onzas de alimentos. Celebridades como la cantante Carnie Wilson y Al Roker, meteorólogo del programa televisivo *Today Show,* cantaron las alabanzas de esta potencialmente peligrosa intervención quirúrgica luego de bajar decenas y decenas de kilos.
- Cadenas comerciales como Weight Watchers, Jenny Craig y LA Weight Loss, donde los que se ponen a régimen se comprometen a cumplir programas bien estructurados. Más de 7 millones de personas se han inscrito en ellos.
- Píldoras para hacer dieta despachadas sin receta médica como CortiSlim y Trim Spa, que se anuncian vigorosamente

en televisión y radio y que se dirigen a los obsesionados con la báscula.

- Entrega de alimentos dietéticos a domicilio, servicio por el cual los más acaudalados pagan hasta 1.200 dólares mensuales (¡por persona!) para que les traigan a la puerta de su hogar esas delicias que no engordan. Un puñado de compañías como Zone Chefs, NutriSystem, Seed Live Cuisine, y Jenny Direct (de Jenny Craig) están haciendo una fortuna con este floreciente mercado.
- Campamentos de verano especializados en quemar el exceso de grasas y calorías de los adolescentes obesos, consecuencia previsible de la obesidad infantil en este país. Tales campamentos no existían en los tiempos de mis padres, porque tampoco existía la demanda de ellos. Actualmente, muchos chicos de carnes adiposas procuran dar un giro a sus vidas en campamentos como Camp La Jolla y Camp Shane.

Para quienes no soportan la idea de abordar todavía otro tren dietético más (después de tantos fracasos en el pasado), una buena cantidad de empresas están comercializando productos que prometen hacer la vida más cómoda y suave para los obesos.

WideBodies Furniture le vende sofás y butacones en tallas extragrandes. LiftChair.com ha incorporado a su catálogo sillones reclinables que se elevan o inclinan hacia adelante para que los obesos de 300 kilos o más puedan apoltronarse más fácilmente. Para los que necesitan un tipo diferente de comodidad, el asiento para inodoros Big John es más receptivo que una bacinilla extragrande: este aditamento mide cerca de 12 centímetros más de ancho que la versión estándar de 40 cm.

Investigaciones sobre hábitos de consumo han ayudado a las grandes corporaciones como General Motors y Ford a fabricar sus productos a la medida de los estadounidenses superpesados. Los fabricantes de automóviles de Detroit han ampliado sin mucha publicidad los asientos de sus vehículos utilitarios deportivos y camionetas ligeras a fin de que los conductores de constitución robusta encuentren «espacio sobrante para las piernas». Usted puede revisar la página web Sizewise.com para determinar qué autos ofrecen el mayor espacio interior, pero algunos choferes obesos necesitan llevar sus vehículos a un taller de tapicería para que les agreguen extensiones a sus cinturones de seguridad. Aquellos que no caben entre el volante y el respaldo se hacen instalar timones más pequeños en talleres de carrocería.

En el mundo de los negocios se está sintiendo el mayor peso de sus clientes y empleados. Las aerolíneas se quejan de que sus aviones queman más gasolina cara, debido a que la «carga» humana pesa más que nunca.

En tierra firme, tanto las grandes corporaciones como los negocios pequeños se enfrentan a las astronómicas cuotas de los seguros médicos, infladas porque los empleados obesos requieren más atención. Muchas oficinas están adecuando su mobiliario al lastre adicional en su nómina. Se amueblan los cubículos con sillas que soportan más de 200 kilos, al tiempo que algunas empresas han tenido que instalar inodoros más resistentes (supongo que con asientos Big John).

Los hospitales, a donde sin duda llegan más pacientes obesos, pues estos tienen una frecuencia de hospitalización mayor que la población general, han instalado en ciertas habitaciones montacargas para los pacientes. Se necesita tenerlos a mano, pues el personal de atención no puede levantar semejantes pesos sin acabar en una cama del hospital por una hernia.

Pero estos ejemplos son pálidos en comparación con un anuncio hecho en 2005 por un equipo de científicos universitarios, que aseguró que las crecientes tasas de obesidad pueden llegar a revertir los avances en materia de esperanza de vida, algo que sucedería por primera vez desde que en 1900 el gobierno de Estados Unidos comenzó a registrar ese último dato. La esperanza de vida en este país se mantiene actualmente al nivel máximo de 77,6 años, pero según un estudio publicado por la revista *NewEngland Journal of Medicine,*[1] eso podría significar —y debo enfatizar aquí el carácter condicional— que la generación de mi hijo Joshua, actualmente un parvulito, podría vivir entre dos y cinco años menos que nosotros.

¿Y usted? Seguro estoy de que sabe que el sobrepeso puede causar hipertensión arterial, elevación del colesterol, diabetes del tipo 2 y una serie de otras afecciones que acortan el ciclo de vida de quienes las padecen.

Y de seguro también está pensando que tiene que hacer algo antes de que sea tarde.

TRATAMIENTO MÉDICO CONVENCIONAL

Dietas y ejercicios suelen ser las primeras cosas que prescribe un médico cuando se encuentra con pacientes que necesitan bajar de peso.

Sí, claro. También las aves emigran al sur en el invierno boreal. Y hay elecciones presidenciales cada cuatro años en Estados Unidos.

Pero el consejo cae en oídos sordos, o los pacientes con sobrepeso hacen su mejor esfuerzo sólo para fracasar por enésima vez. En visitas subsiguientes, su doctor le sugerirá empezar a tomar determinado medicamento. Para eso es que han sido entrenados los médicos: para hacer un diagnóstico, llenar la receta y despedir al paciente.[2]

Gigantescas compañías farmacéuticas están invirtiendo millones, si no miles de millones de dólares, en el desarrollo de fármacos contra la obesidad. Les deseo lo mejor, pero todavía no he visto una píldora para bajar de peso que realmente funcione, o al menos no una sin considerables efectos secundarios. Para quienes andan buscándola en el mercado, el remedio puede ser peor que la enfermedad.

Algunos en la comunidad médica están apostándole a una nueva droga llamada Accomplia (también conocida por su nombre farmacéutico, rimonabant), la cual funciona aprovechando un sistema recién descubierto en el cerebro que tiene que ver con la motivación y el control del apetito. Se espera que la Administración de Fármacos y Alimentos de Estados Unidos, la FDA, apruebe el rimonabant en 2006, lo cual sumaría otra arma al arsenal de los galenos. Actualmente los médicos prescriben como terapia a largo plazo contra la obesidad dos fármacos: Xenical y Meridia. El primero inhíbe la absorción de grasa por el estómago; el último suprime el apetito. Si bien la efectividad de estas drogas sigue siendo tema de debate, nadie en la medicina moderna discute que se han vinculado al Xenical y la Meridia efectos colaterales potencialmente graves como una aceleración del ritmo cardíaco y diarreas persistentes. La FDA decidió en 2005 no prohibir la Meridia a pesar de informes sobre más de dos decenas de muertes y varios centenares de accidentes cerebrovasculares, infartos y otras afecciones cardiovasculares no mortales.

Como el consejo de los médicos de comer menos y hacer más ejercicios suele ser ignorado, y como la comunidad médica no dispone de una «bala de plata mágica» que pueda recetar con confianza, los doctores están orientando a los pacientes obesos hacia una opción quirúrgica: la cirugía de desvío gástrico. Desde fines de la década de los 90, estas operaciones se han incrementado astronómicamente para responder a la demanda. Para intentar cubrirla, la cantidad de médicos que han aprendido la técnica quirúrgica y se han hecho miembros de la Sociedad Estadounidense de Cirugía Bariátrica se ha triplicado desde el año 2000. Además, centros dedicados a estas intervenciones están abriendo sus anchas puertas en las principales ciudades del país.

El desarrollo de las técnicas quirúrgicas laparoscópicas ha vuelto el procedimiento mucho menos invasivo. Los cirujanos reducen el estómago mediante presillas o ciñéndolo con una banda ajustable, lo cual crea una pequeña bolsa capaz de recepcionar dos o tres onzas de alimentos. Esto restringe la ingesta del paciente e interrumpe el proceso digestivo normal. Después de operados, experimentan la sensación de estar llenos después de unos bocados y, si comen más, sienten náuseas. La idea estriba en que las personas obesas bajarán de peso simplemente porque ya *no pueden* comer como antes. Un estómago normal puede alojar entre ocho y diez veces más comida.

Pero la cirugía de desvío gástrico es peligrosa para su salud, porque las probabilidades de *no* sobrevivir son mayores de lo que piensa la mayoría de los pacientes, según un reciente estudio del seguro médico federal Medicare que analizó sus riesgos. Un estudio del 2005 que apareció en la revista *Journal of the American Medical Association* (JAMA) informaba que más de un cinco por ciento de los hombres y casi un tres por ciento de las mujeres entre 35 y 44 años murieron antes de un año de haberse sometido a la operación. En pacientes entre 45 y 54 años se descubrieron tasas de mortalidad ligeramente más altas, un 13 por ciento en los hombres y un 6 por ciento en las mujeres. Pero eso no es todo: los pacientes masculinos de 75 años o más tenían probabilidades parejas, 50/50, de morir o sobrevivir, mientras que sólo un 40 por ciento de las mujeres en ese rango de edades sobreviviría.[3]

Otro aspecto a considerar es que se trata de una cirugía costosa, alrededor de los 25.000 dólares. Las compañías de seguros, que se han visto acosadas por cientos de miles de reclamaciones relacionadas con este procedimiento se están negando a costearlas. Muchos pacientes las pagan de su bolsillo o les firman a sus médicos un plan de amortización a plazos. Además, me siento en el deber de advertirle que quienes se someten a ciertos tipos de cirugía de desvío gástrico suelen padecer como secuela una persistente e incontrolable flatulencia, capaz de enajenarles amigos y compañeros de trabajo.

Pero las probabilidades de morir o de heredar esta excesiva producción de gases no han frenado la gran marcha de los obesos hacia las salas de operaciones. Lo que comenzó siendo una opción radical para obesos mórbidos se ha convertido en algo tan rutinario como una visita al gabinete del dentista. En 2006, más de 150.000 personas con sobrepeso se someterán al bisturí, un notable incremento si se las compara con sólo 20.000 intervenciones una década atrás. Comprendo el razonamiento que les impele a ello: se trata de personas obesas que han probado todas las dietas conocidas por el hombre y que luego no pudieron evitar recuperar lo perdido.

Desafortunadamente, entre un 5 y un 20 por ciento de los pacientes que se someten a cirugía de desvío gástrico vuelven a tener sobrepeso al cabo de unos años.

Apelar a esta cirugía es como enviar al montículo en un juego de béisbol al último lanzador relevista que queda: ya no hay más nadie a quien llamar del bullpen. Una vez que usted decide reducirse el estómago, se queda sin alternativas.

Lo que sucede es que algunos de los operados aprenden a «jugarle sucio» a sus nuevos estómagos no más grandes que un puño. Así, derriten chocolate para sorberlo a lo largo del día, o lo hacen puré, lo muelen, o baten en la licuadora molletes con arándanos y crema.

Cuando las personas con sobrepeso regresan al punto de partida, sienten que han fracasado. Piensan que han echado a perder su última —y mejor— oportunidad de bajar de peso y mantenerse.

Siete verdades sobre la obesidad

por el Dr. Gus Prosch Jr., especialista en obesidad

1. Si usted es obeso, padece una enfermedad vitalicia.
2. Sus procesos metabólicos siempre tenderán a ser anormales.
3. Usted no podrá comer lo mismo que los demás y mantenerse delgado.
4. Cualquiera puede bajar de peso y mantenerse, con tal de que las causas del incremento sean determinadas, atendidas y corregidas.
5. Comprender el metabolismo de la insulina es clave para bajar de peso inteligentemente.
6. No existe requisito fisiológico alguno para que incluya en su dieta azúcar o alimentos procesados.
7. Usted no puede bajar de peso y mantenerlo a raya siguiendo única y estrictamente alguna dieta especial, tomando alguna píldora para perder peso o mediante un programa de ejercicios. Para vencer su obesidad deberá atender todos los factores que contribuyen a causarla. Y deberá hacer del ejercicio y la actividad física una tarea vitalicia.[4]

TRATAMIENTOS MÉDICOS ALTERNATIVOS

En el otro extremo del espectro se encuentran los enfoques «alternativos» para bajar de peso. Se cree que ciertas plantas medicinales y combinaciones de ellas, como la *Garcinia cambogia,* inhíben la conversión del exceso de calorías en grasa corporal. Del glucógeno, una forma almacenada de glucosa, se cree que suprime el apetito. Productos nutricionales como CellaFree, Cell Pill y Cell-U-Lite han sido diseñados para combatir la celulitis, la cual consiste en una serie de células adiposas y tejido conectivo subcutáneo que se aglomeran bajo la piel. Se ha informado que estos productos ayudan al organismo a eliminar grasa sin perder tejido muscular magro.

El Banco de Datos sobre Medicinas Naturales relaciona más de 50 suplementos individuales y 125 productos con propiedades especiales que se comercializan como remedios para bajar de peso, a pesar de que su eficacia y seguridad a largo plazo siguen entre signos de interrogación. El cromo, un popular suplemento que se cree ayuda a eliminar lastre corporal, se encuentra en muchas combinaciones con plantas medicinales.

La goma guar, que se produce a partir de ciertos frijoles indígenas y el quitosán, que se extrae de las conchas de los mariscos, se comercializan como «bloqueadores de grasa».

En este país se vendían como pan caliente suplementos dietéticos que contenían efedra, hasta que fueron vinculados a 155 muertes, incluyendo en 2003 la de Steve Bechler, un prometedor pitcher de los Orioles de Baltimore que medía 1,88 de estatura y pesaba 113 kilos. La FDA reaccionó prohibiendo la efedra, pero en 2005 un juez federal desechó la prohibición.

La efedra era el principal ingrediente en el producto fen-phen, que alcanzó gran popularidad a mediados de los años 90. Quienes se esforzaban entonces por bajar de peso se entusiasmaron con la presencia de un fármaco contra la obesidad llamado fen-phen, consistente en una combinación de fenfluramina y fentermina.

Sin embargo, quienes lo tomaban comenzaron a experimentar perturbadores efectos colaterales: depresión maníaca, ansiedad y alucinaciones. En 1997 la FDA obligó a retirar el fen-phen del mercado, luego que numerosos consumidores contrajeran la inhabilitante y potencialmente mortal enfermedad conocida como hipertensión pulmonar primaria.

La medicina alternativa difiere de los tratamientos convencionales en el área de los suplementos nutricionales. Mientras que los profesionales con entrenamiento médico se inclinan más a prescribir un fármaco determinado o una dieta popular, publicaciones médicas alternativas como *The Encyclopedia of Natural Healing* [La Enciclopedia de la Curación Natural] recomiendan dosis diarias de vitaminas del complejo B, lecitina, aceite de prímulas, suplementos basados en alimentos verdes, complejos multiminerales y kelp.[5] La justificación de la medicina alternativa para añadir el kelp y otros suplementos exóticos es que las personas con sobrepeso tienden a hacer una dieta pobre en nutrimentos y particularmente baja en minerales y ácidos grasos.

El aceite de prímulas y el de semillas de linaza proveen al organismo ácidos grasos esenciales que se necesitan para muchas funciones corporales.

Agregar a la dieta enzimas es otra forma de acelerar el metabolismo y fortalecer el sistema inmunológico.

The Encyclopedia of Natural Healing aconseja las frutas frescas y crudas por su riqueza en enzimas y recomienda las cerezas para calmar el hambre. Estas bayas, que apenas contienen calorías procedentes de grasas o proteínas son excelentes para el metabolismo, pero deben contarse entre las favoritas de los autores de dicha obra, que recomiendan comer entre 1 $^{1}/_{2}$ y 2 $^{1}/_{2}$ *kilos* de cerezas al día. Sea cauteloso, no sea que acabe siendo víctima de un caso inolvidable de diarreas.

También debe evitar malgastar su dinero en esos corsés eléctricos que se envuelven alrededor del torso para que una estimulación eléctrica le «queme» sus células adiposas.

Las compañías que promocionan estos «quemadores de grasa», en infocomerciales trasnmitidos a altas horas de la noche, no se diferencian de los timadores de feria que pretendían venderle un frasco de su milagroso aceite de serpientes, capaz, sin duda, de separar a los ingenuos del contenido de su billetera.

Yo enseño para bajar de peso un enfoque diferente, basado en siete llaves indispensables para liberar la salud potencial que Dios nos dio. Las establecí en mi libro fundamental *La receta del Gran Médico para tener salud y bienestar extraordinarios:*

- Llave # 1: Coma para vivir.
- Llave # 2: Complemente su dieta con alimentos integrales, nutrientes vivos y superalimentos.
- Llave # 3: Practique una higiene avanzada.
- Llave # 4: Acondicione su cuerpo con ejercicios y terapias corporales.
- Llave # 5: Reduzca las toxinas en su ambiente.
- Llave # 6: Evite las emociones mortales.
- Llave # 7: Viva una vida de oración y con propósito.

Reconozco que algunas de esas llaves no parecerán directamente relacionadas con un régimen para bajar de peso, pero forman parte de cómo vivir un estilo de vida sano, y le capacitarán para alcanzar y mantener su peso ideal. Estoy convencido de que podrá deshacerse de esos kilos de más si adopta estos siete principios, porque he conocido a numerosas personas, y leído muchos correos electrónicos, que ansiaban hacerme saber cómo finalmente encontraron una manera de bajar de peso, mejorar su salud y vivir la vida que siempre habían soñado.

Creo que todos y cada uno de nosotros poseemos un potencial de salud legado por Dios, pero que solamente puede ser liberado empleando las llaves correctas. Quiero retarle a incorporar a su vida estos principios intemporales y a que permita al Señor que transforme su salud mientras usted se deshace del lastre indeseado y suma más años a su vida.

LLAVE #1

Coma para vivir

Si yo hubiese vivido hace 250 años me habría encantado compartir con Benjamin Franklin. Cuando tenía apenas 27 años de edad, Franklin publicó su *Poor Richard's Almanac* [Almanaque del pobre Ricardo], una compilación de informes meteorológicos, recetas, predicciones y opiniones. En la plaza del pueblo, Franklin se hacía notar por sus ingeniosos aforismos y profundas sentencias, que en nuestros tiempos le habrían convertido en un magnífico propietario de un blog en la internet. He aquí algunos de mis favoritos:

- «Trabaja como si fueras a vivir 100 años, ora como si fueras a morir mañana».
- «El pescado y la visita apestan al tercer día».
- «Tres pueden guardar un secreto, si dos de ellos están muertos».

La sabiduría de Ben Franklin —el primero en sugerir un cambio de horario para aprovechar mejor la luz del día— fue la razón de que se convirtiera en uno de los padres fundadores de los Estados Unidos. Pero hay otro dicho de Benjamin Franklin que a mí me encanta, y que es la piedra angular de mi primera llave. La cita dice así: «Come para vivir, no vivas para comer».

Se dice que satisfacer el hambre es la segunda mayor urgencia del hombre, sólo después del deseo de vivir. (Si pensó que la primera era el sexo, quizás ha estado viendo últimamente demasiada televisión.) Y siendo tan raro en estos días encontrarse con situaciones verdaderamente amenazantes para la vida (cómo ganarse la lotería), creo que la siguiente urgencia primaria —satisfacer el hambre— bien podría ser la dominante en nuestros tiempos. Cuando uno pasa demasiado tiempo sin comer, los tejidos de su estómago crean una urgencia casi inaplazable por saciar el apetito.

Hablando en términos fisiológicos, el hambre se origina en el cerebro cuando el sistema límbico determina que hay un bajo nivel de azúcar en el organismo. Los retortijones de estómago pueden ser también originados por una señal visual, por ejemplo: un anuncio de la televisión que promociona un delicioso emparedado de pollo a la parrilla en pan italiano. En el sistema límbico, el tálamo convierte la necesidad física en una urgencia, y dependiendo de cuánta hambre sienta usted, dicha urgencia puede oscilar desde «Creo que voy a merendar algo» hasta «¡Me muero de hambre!»

A la larga, este persistente deseo nos lleva a emprender pasos físicos para satisfacer la necesidad interna de comer algo. En ese sentido, tendemos a seguir la vía de menor resistencia. Buscamos lo más conveniente: alguna comida que se pueda calentar en el microondas, preparada en las esteras sinfín de alguna fábrica lejana, o una bolsa de «comida chatarra» recogida en la ventanilla de los autos de un restaurante de comidas rápidas. No es así como debería usted ir por la vida, especialmente si está pasado de peso.

Yo le propongo un nuevo enfoque para reducir kilos, que comienza con mi primera llave: «Coma para vivir». Este principio comprende escoger comestibles que beneficiarán a largo plazo a su organismo, en lugar de un remedio rápido para acallar esos retortijones de su estómago.

Y por si le preocupa, las comidas sanas pueden, y suelen, saber muy bien. Le instó a que preste mucha atención, porque en este punto estamos echando los cimientos de La receta del Gran Médico para bajar de peso.

CLAVE PARA MEMORIZAR

En la base de este programa para bajar de peso debo colocar como piedras angulares dos principios. No puedo garantizarle que sus kilos de más van a desvanecerse así como así, ni que su vestuario va a reducirse cuatro tallas, pero si se atiene a estos dos conceptos vitales, podrá experimentar una salud vibrante y un físico más esbelto.

Aquí van:

1. Coma de lo que Dios creó como alimento.
2. Cómalo en una forma que sea sana para su cuerpo.

A manera de recordatorio de lo que Dios creó como alimento, podemos revisar las Escrituras. Mi amigo el Dr. Rex Russell compiló una lista bastante completa de alimentos creados por Dios en su libro *What the Bible Says About Healthy Living* [Lo que dice la Biblia acerca de una vida sana] (Regal, 1996). Los he relacionado aquí, junto con las referencias correspondientes en las Escrituras:

- almendras (Génesis 43.11)
- cebada (Jueces 7.13)
- frijoles (Ezequiel 4.9)
- pan (1 Samuel 17.17)
- caldo (Jueces 6.19)
- tortas (2 Samuel 13.8, probablemente no de las que llevan merengue)
- queso (Job 10.10)
- pepinos, cebollas, puerros, melones y ajo (Números 11.5)
- cuajada de leche de vaca (Deuteronomio 32.14)
- higos (Números 13.23)

- pescado (Mateo 7.10)
- aves de corral (1 Reyes 4.23)
- frutas (2 Samuel 16.2)
- presas de caza (Génesis 25.28)
- leche de cabra (Proverbios 27.27)
- cereales (Rut 2.14)
- uvas (Deuteronomio 23.24)
- saltamontes, langostas y grillos (Levítico 11.22)
- hierbas (Éxodo 12.8)
- miel de abejas (Isaías 7.15) y de panales silvestres (Salmo 19.10)
- lentejas (Génesis 25.34)
- harina (Mateo 13.33)
- nueces (Génesis 43.11)
- aceite (Proverbios 21.17)
- aceitunas (Deuteronomio 28.40)
- granadas (Números 13.23)
- codornices (Números 11.32)
- uvas pasas (2 Samuel 16.1)
- sal (Job 6.6)
- cordero (Deuteronomio 14.4)
- leche de oveja (Deuteronomio 32.14)
- especias (Génesis 43.11)
- ternera (Génesis 18.7–8)
- vegetales (Proverbios 15.17)
- vinagre (Números 6.3)[6]

¿Son algunos de estos alimentos parte habitual de su dieta? ¿Le cuesta recordar la última vez que le dio un mordisco a una manzana fresca, se echó a la boca un puñado de uvas pasas o se deleitó con una sopa de lentejas? Los alimentos relacionados son verdaderas minas de oro nutricionales, y no contienen carbohidratos refinados o procesados, ni edulcorantes artificiales. Como Dios nos legó una maravillosa variedad de productos naturales para comer, nos tomaría páginas y páginas describir todas las frutas fantásticas y vegetales vibrantes que se encuentran en Su huerta. Una dieta basada en consumir alimentos enteros y naturales cosechados en el jardín del Creador da justo en el blanco en cuanto a comer alimentos que Dios creó en una forma sana para el cuerpo.

En lo referente a bajar de peso, cualquiera que pueda hablar con credibilidad sobre este tema estará de acuerdo en que usted puede eliminar kilos si hace lo siguiente:

1. Consumir menos calorías.
2. Incrementar el gasto calórico (ejercicios).

Comer los alimentos que Dios creó en la forma que Él lo dispuso es una forma instantánea de consumir menos calorías. Según la famosa Clínica Mayo, usted consume apenas 60 calorías cuando su merienda consiste en alguna de las siguientes opciones:

- una manzana pequeña
- media taza de uvas
- dos ciruelas
- dos cucharadas de uvas pasas
- una taza y media de fresas

- dos tazas de lechuga cortada en tiras finas
- media taza de tomates cortados en dados
- dos tazas de espinacas
- tres cuartos de taza de habichuelas verdes

En cambio, un helado mediano de café moka, con recortes de galletas de chocolate y mantequilla de maní, coronado con nueces, da una suma de 1.150 calorías, ¡o *el doble* de las calorías contenidas en todas las frutas y vegetales que acabo de relacionar!

Pero Jordan, si me estás diciendo que coma frutas y verduras para bajar de peso, no puede ser tan sencillo. Bien, quiero que sepa que no estoy abogando por una dieta de frutas y vegetales baja en calorías que no sea capaz, como le explicaré en breve, de proveer al organismo toda la gama de nutrientes que necesita. Lo que estoy diciendo es que salimos de las heladerías, los restaurantes de comidas rápidas y los supermercados cargados con alimentos procesados, o inflados de calorías excesivas, como levantadores de pesas hinchados por los esteroides. Esa es la razón principal de que en Estados Unidos tengamos ahora un problema nacional con la diabetes y la obesidad.

Comencemos por los nutrimentos

Nuestras dietas en Norteamérica solían ser muy simples. Comíamos lo que se cultivaba en la granja familiar o, si vivíamos en la ciudad, lo que se había *cosechado.*

En la granja familiar: frutas, vegetales, granos y semillas silvestres, productos lácteos crudos, sin pasteurizar, y carne de animales que pastaban en los campos. Podían conseguirse presas de caza, y como la mayoría de los grandes centros de población estaban cerca del mar, o de alguna vía acuática, también estaba disponible el pescado fresco.

Creo que Dios nos dotó de fisiologías con un apetito por estas comidas en su estado natural, porque nuestros cuerpos fueron genéticamente ajustados por el Creador para ciertos requerimientos nutricionales. Sin embargo, nuestras papilas gustativas son manipuladas por las cadenas de restaurantes de comidas rápidas que endulzan las carnes con salsas secretas y bañan todo lo que está a la vista en queso derretido y tocineta. La estrategia les ha dado resultado: nos hemos convertido en un país que adora la comida barata, grasienta, alta en calorías, grasas y azúcares y, según cree la mayoría, muy sabrosa. El sabor engaña a la salud, al margen de cuántas calorías o gramos de grasa contenga un alimento. Esto explica por qué las cadenas de comidas rápidas y hasta los restaurantes regulares oferten hamburguesas monstruosas, barriles de pollo frito y pizzas rellenas de queso de más de una pulgada de alto. Cuando la taberna Denny's Beer Barrel Pub en Clearfield, Pennsylvania, anunció que estaba vendiendo una hamburguesa de casi cinco kilos acompañada de 25 rebanadas de queso, el columnista Bud Geracie, del diario *San Jose Mercury News* ironizó: «Y si es capaz de comérsela toda, su nombre será puesto en una placa (en el cementerio)».[7]

Uno se ríe, pero no es cosa de risa ver cómo decenas de millones de personas hacen fila día tras día para comprar comidas que no se venden en la forma en que Dios las creó. Responda rápidamente: ¿cuántas veces comió la semana pasada comidas rápidas? ¿Dos, tres veces? ¿O más?

Tener conciencia de lo que usted come es un importante primer paso en el camino a bajar de peso. Mientras comenzamos este viaje juntos, necesito que comprenda que todo lo que usted come es proteína, grasa o carbohidratos. Cada uno de esos nutrientes afecta positiva o negativamente a todo su cuerpo. Examinemos más de cerca estos macronutrimentos.

Lo esencial sobre las proteínas

Las proteínas, uno de los componentes básicos de los alimentos, son los bloques de construcción esenciales del organismo. Todas las proteínas son combinaciones de 22 aminoácidos, que intervienen en la generación de los órganos, músculos y nervios del cuerpo, por mencionar sólo algunas de sus funciones más importantes. Entre otras cosas, las proteínas también participan en el transporte de nutrimentos, oxígeno y residuos a través del organismo, y se las necesita para la estructura, función y regulación de las células, tejidos y órganos.

Nuestros cuerpos, sin embargo, no pueden producir los 22 aminoácidos que necesitamos para vivir una vida sana. Los científicos han descubierto que nos faltan ocho aminoácidos esenciales, lo que significa que debemos tomarlos de fuentes externas.

Esos ocho aminoácidos son indispensables, y resulta que la proteína animal, pollo, carne de res, cordero, productos lácteos, huevos, etc., es la única fuente proteica completa de los llamados «Ocho grandes».

Mejor aún: comer proteínas ayuda a bajar de peso.

El cuerpo humano necesita los aminoácidos que se encuentran en las proteínas animales, y las fuentes mejores y más sanas de ellas son el ganado vacuno, ovino y caprino criado con alimentación orgánica, así como los búfalos y los venados.

La carne de los vacunos criados con pastos y forrajes tiene menos grasa y es más baja en calorías que la de los que se crían con granos y piensos. Esta carne tiene un mayor contenido de ácidos grasos omega-3, beneficiosos para el corazón, y de importantes vitaminas como la B12 y la E, y es para usted mucho mejor que los cortes de carne que se sacan, en una cadena de producción, de animales a los que se les han inyectado hormonas, o que han comido piensos rociados con pesticidas o mezclados con antibióticos.

Los peces de aleta y escama capturados en océanos y ríos son buenas fuentes de proteínas sin grasa y proveen en abundancia aminoácidos esenciales. Actualmente los supermercados procuran ofertar en mayores cantidades estos tipos de alimentos y, por supuesto, se les encuentra en las tiendas de alimentos naturales, pescaderías y tiendas de especialidades.

Obsesión con la grasa

Si usted ha tenido toda su vida un problema con el sobrepeso, supongo que contemplará las grasas como un sacerdote armado de una cruz frente a un poseso del demonio. Pero no le culparía por mantenerlas a distancia, especialmente si se vio cautivado por la fiebre de los alimentos bajos en grasas de mediados de los años 90. Entonces, la sabiduría en los libros sobre dietética era que debían evitarse los alimentos que contuvieran *cualquier* tipo de grasa. Una generación de jovencitas conscientes del problema del sobrepeso tomó ese consejo al pie de la letra, desatando un incremento sin precedentes de la anorexia y la bulimia.

Para ellas, la grasa era el enemigo público número uno.

Luego resultaría que consumir alimentos bajos en grasa, con grasa reducida o sin grasa no ayudó a nadie a bajar de peso y mantenerse delgado. El problema de las galletas de chocolate bajas en grasa y el queso crema desgrasado no consistía sólo en su falta de sabor, sino en que esos alimentos «convenientes» tenían casi la misma cantidad de calorías que sus versiones con la grasa intacta. (Y en que la gente comía más galletas bajas en grasa creyendo que eran inofensivas.)

Existe una razón clave por la cual los alimentos bajos en grasa nunca fueron la panacea que prometían ser. Alterar químicamente los alimentos, lejos de mejorar las cosas para el cuerpo, las empeora. Dios, en Su infinita sabiduría, creó las grasas como una fuente concentrada de energía, y como materia prima de las membranas celulares y de varias hormonas. Ciertas grasas tienen un efecto protector contra las enfermedades cardiovasculares.

A menudo, al escucharme decir esto, la gente se sorprende, pero es la razón por la que afirmo que la mantequilla es mejor para el cuerpo humano que la margarina. Los franceses entienden mi razonamiento, y quienquiera que haya ido de vacaciones a Francia con una de esas «Guías Michelin» rojas conoce de primera mano cuánto está la dieta francesa llena de grasas saturadas bajo la forma de mantequillas, quesos, cremas, carnes y ricos patés como el *foie gras*. Y sin embargo los franceses tienen una tasa mucho más baja de enfermedades coronarias que los estadounidenses, y los infartos del miocardio causan en Francia la mitad de la cantidad de víctimas mortales que aquí. Diana Schwarzbein, autora de *The Schwarzbein Principle: The Truth About Losing Weight, Being Healthy, and Feeling Younger* [El principio Schwarzbein: la verdad acerca de bajar de peso, tener salud y sentirse más joven] (HCI, 1999), dice que estamos aprendiendo de los franceses que comer las grasas correctas nos ayuda a reducir la adiposidad corporal y a alcanzar la composición ideal del organismo.

Las grasas hidrogenadas, por completo y en forma parcial, se encuentran en prácticamente cualquier alimento procesado, desde las rosquillas de Dunkin' Donuts hasta el pan rebanado Wonder Bread y los helados Dove Bars. La mayor parte de los aceites de uso doméstico actuales, de soya, cártamo, semillas de algodón y maíz, son parcialmente hidrogenados, los que, por definición, son grasas líquidas a las que se ha inyectado hidrógeno gaseoso a alta temperatura y presión para hacerlas sólidas a temperatura ambiente.

La hidrogenación incrementa la vida comercial de los alimentos y aporta estabilidad a su sabor, pero produce ácidos grasos transinsaturados, también conocidos como *grasas trans*. Anote esto: las grasas trans son perjudiciales para usted. Cualquier cosa frita —pollo, carne o patatas— contiene niveles más que promedio de grasas trans. Durante años, usted no tenía manera de determinar qué cantidad de grasa trans había en lo que comía, pero eso está cambiando en 2006, con la introducción de nuevas etiquetas de datos nutritivos que precisan la cantidad presente en cada alimento. Medida que veo con agrado, y que debió adoptarse desde hace mucho tiempo en las etiquetas de los comestibles.

Las grasas y aceites que usted debe incluir en su dieta para bajar de peso son los aceites de coco y oliva extravirgen, y el de linaza, beneficiosos para el organismo y que ayudan con el metabolismo. No le aconsejo que use para cocinar el aceite de oliva extravirgen de alta calidad, porque algunos de sus nutrimentos se descomponen al ser sometidos a alta temperatura. Cocine con aceite de coco extra virgen.

CUIDADO CON LOS CARBOHIDRATOS

La gente no engorda por comer grasas, sino por comer demasiados carbohidratos, especialmente de fuentes refinadas, pues el organismo tiene una limitada capacidad para almacenar el exceso de carbohidratos.

En pocas palabras, demasiados refrigerios obligan al cuerpo a convertir los carbohidratos excedentes en adiposidad corporal.

Tres planes dietéticos para bajar de peso basados en un bajo consumo de carbohidratos —Atkins, South Beach y Zone— han estado volando de los estantes de las librerías durante años. Su premisa básica es reducir la ingestión de alimentos de alto contenido de carbohidratos, como la harina de trigo y el azúcar, e incrementar la de otros ricos en proteínas como la carne, el pescado y los productos lácteos.

Mis mayores objeciones a las dietas bajas en carbohidratos son: (1) que la mayoría aboga por un alto consumo de productos cárnicos que (como explicaré en breve) Dios considera inmundos; que (2) estimulan el consumo de alimentos procesados, saturados de sustancias químicas, (3) promueven el consumo de edulcorantes, y (4) permiten sólo cantidades limitadas de frutas y vegetales, tan ricos en nutrimentos.

Dicho esto, debo reconocer que sí creo en un enfoque basado en ingerir menos carbohidratos, con el fin de promover la pérdida de peso. Los carbohidratos que usted debe consumir tienen una acción glicémica limitada, son ricos en nutrimentos y contienen poca azúcar. Esto puede encontrarse en las frutas, verduras, nueces, semillas, legumbres y productos lácteos fermentados.

Por definición los carbohidratos son las féculas y azúcares producidos por alimentos de origen vegetal. Como las grasas, tampoco las féculas y azúcares son de por sí dañinas para su salud, pero el problema para usted radica en que la dieta normal, al menos en los Estados Unidos, incluye demasiados carbohidratos, especialmente si considera cuántos alimentos contienen azúcar. El azúcar y sus parientes edulcorantes, el jarabe de maíz, la fructosa; la sacarosa; la melaza y el jarabe de arce, se cuentan entre los ingredientes principales de productos alimenticios tales como los cereales, pan, pasteles, rosquillas, galletas dulces, salsas de tomate y helados.

Muchas personas se saturan de azúcar cada vez que comen. En el desayuno, sus cereales son espolvoreados con azúcar; su refrigerio es una gaseosa o café azucarado con algún bizcocho; el almuerzo, lo endulzan con galletas y otras golosinas; y a la hora de cenar paladean costillas en salsa agridulce, batatas y maíz, que rematan con algún postre bien empalagoso. Un estudio del Departamento de Agricultura de los Estados Unidos reveló que en este país ingerimos un promedio de *treinta y dos cucharaditas* de azúcar diarias.

La otra forma principal de los carbohidratos son las féculas, que se encuentran en alimentos de origen vegetal como el arroz, las papas o patatas, el maíz y los cereales. Cuándo comemos carbohidratos, el tracto digestivo descompone las largas cadenas de féculas en azúcares simples, principalmente como glucosa, que es una fuente inmediata de energía. Si estas calorías no se queman a través del esfuerzo físico, el organismo las convierte en células adiposas, y esto nos lleva a un problema con el sobrepeso. No es posible perder lastre cuando la dieta de uno está definida por tantos carbohidratos *refinados*. Los alimentos refinados nunca podrán compararse en poder nutritivo con las frutas y vegetales frescos.

El proceso de refinación priva de su vital fibra, sus vitaminas y sus componentes minerales a los cereales, frutas y vegetales. *La receta del Gran Médico para bajar de peso* promueve comer carbohidratos frescos y no refinados. Ello incluye cantidades generosas de verduras, frutas, cereales y productos lácteos adecuadamente preparados; nueces, semillas legumbres y pequeñas porciones de miel de abejas y otros edulcorantes beneficiosos. Los alimentos ricos en fibra tardan más en descomponerse y son parcialmente indigeribles, lo que significa que a medida que viajan por el tracto digestivo absorben agua e incrementan la eliminación de materias de desecho del intestino grueso.

Bondades de la fibra

La fibra es el residuo indigerible de las células vegetales que se encuentra en las verduras, frutas, cereales integrales, nueces, semillas y frijoles. Los alimentos ricos en fibra tardan más en atravesar el tracto digestivo, y en el trayecto absorben agua e incrementan la eliminación de materias de desecho del intestino grueso. Esto es lo que nos urge a mover el vientre. Sin fibra en la dieta, aparece con frecuencia el estreñimiento.

La fibra ayuda a bajar de peso, por cuanto calma el hambre de modo que uno no se sienta tentado a llenarse con alimentos grasientos o azucarados.

Fuentes recomendables de fibra son las nueces, semillas, frijoles, pan integral, cereales integrales (quinoa, mijo, amaranto, alforfón y arroz integral), las arvejas, zanahorias, pepinos, calabacines, tomates y las patatas con cáscara, sean hervidas o al horno. Las verduras de hojas color verde oscuro como la espinaca son también ricas en fibra.

Masticar bien sus alimentos ayuda al mismo propósito, no como esas personas que tragan tan rápido que prácticamente «aspiran» lo que hay en el plato. Si sus amigos o familiares le fastidian con eso, debe ser porque quizás usted también es un «inhalador» en la mesa. Podrá parecer un consejo ridículo, pero cuando se mastica despacio la comida, el cerebro recibe la señal de que el estómago está lleno, y se sentirá saciado más pronto. Masticar despacio y minuciosamente ayuda a mantener un peso sano, pues permite que el cerebro registre la cantidad de alimentos consumidos. En otras palabras, las personas que mastican más conscientemente comen menos y experimentan menos problemas digestivos. Otra manera de sentirse lleno sin consumir tanto como antes es comer nueces, semillas y sus mantequillas. Esos alimentos contienen grasas que amortiguan la subida del nivel de insulina en la sangre y le dicen al cerebro que el estómago se siente lleno.

CÓMO BURLAR LA DIETA Y SEGUIR SANO

Digamos que le invitan a una fiesta para ver el partido final de la Copa del Mundo. Sobre las mesas hay montañas de tentadores *hors d'oeuvres* y dulces. Usted se olvida de la dieta. Ataca la mesa una y otra vez, por todos los flancos. No para de comer. Está burlando su régimen.

¿Cómo podrá minimizar el daño? Según Richard y Rachael Heller, autores de *The Carbohydrate Addict's Diet* [La dieta del adicto a los carbohidratos] (Signet, 1993), si usted traiciona su dieta, tiene para hacerlo el plazo de una hora. Los Heller afirman que cuando el organismo ha estado privado de alimentos ricos en el tipo de carbohidrato que libera insulina, se reajusta a sí mismo. En otras palabras, si se mantiene comiendo durante un período de 60 minutos, su cuerpo producirá sólo la insulina correspondiente. Si continúa comiendo, digamos, durante el segundo tiempo del partido, se producirá una segunda fase de insulina.

Los Heller aconsejan que, si uno sabe que se va a encontrar en una situación crítica para su régimen, debe asegurarse de hacer un desayuno sano y bajo en carbohidratos, y proseguir con un almuerzo abundante en proteínas, grasas, frutas y verduras sanas. Una vez llegado al banquete, pondrá la alarma de su reloj para una hora más tarde y empezará a comer a gusto. Durante esos 60 minutos debe asegurarse de evitar los renglones más dañinos de la «Docena mortal» (ver pág. 20).

Acostúmbrese a escuchar a su cuerpo y observar cuán lleno se siente, no importa si está entrando en saco con una mesa repleta de manjares o comiendo durante un alto en la carretera.

Además de la urgencia por burlar la dieta, apetecerá a menudo con ansia ciertos alimentos. Es común que quienes procuran bajar de peso apetezcan de pronto comidas prohibidas, lo cual les lleva a razonar frustrados: «Sería más fácil bajar de peso si uno no apateciera estas cosas». Una manera eficiente de amortiguar tales ansias es comer algo que ayude al organismo a producir serotonina, un neurotransmisor que produce una sensación de bienestar. Entre los comestibles que se conoce ayudan a producir dicha hormona, se encuentran el requesón, la leche, el queso, pollo, pavo, pato y las semillas de ajonjolí.

Nutrición en barras

En un esfuerzo por hacer comidas saludables y bajar de peso, muchos estadounidenses han recurrido a las barras energéticas como sustituto conveniente de las comidas. Aunque pueda parecer una buena idea, en realidad muchas de las llamadas barras energéticas no son más sanas que un puñado de caramelos. De hecho, no pocas contienen ingredientes dañinos como los edulcorantes artificiales, preservantes químicos y nutrientes sintéticos. La respuesta está en comer una barra saludable a base de alimentos enteros, con proteínas, carbohidratos, grasas y fibra de la más alta calidad, así como también vitaminas, minerales, probióticos y enzimas.

En mi búsqueda de alternativas sanas para ofrecer a los demás he desarrollado una de las mejores barras energéticas orgánicas con base en alimentos enteros que se pueden encontrar en el mercado. Contiene las cantidades recomendadas de proteínas, ácidos grasos omega-3, fibra y probióticos, junto con los compuestos conocidos como betaglucanos, presentes en la fibra soluble de la avena. Si le resulta difícil evitar las golosinas de la máquina dispensadora en la sala para empleados, o está buscando una saludable, para cuando los niños llegan de la escuela, puede probar estas barras a base de alimentos enteros (para más información visite www.BiblicalHealthInstitute.com y haga clic sobre la guía de recursos GPRx Resource Guide).

LOS ALIMENTOS DE MAYOR PODER CURATIVO

Hasta ahora hemos discutido en este capítulo muchos alimentos sanos, pero los siguientes no deberían faltar en su dieta. Además, cada vez que se siente a comer tenga esto presente: es aconsejable consumir las proteínas, grasas y verduras antes que las frutas, edulcorantes o carbohidratos ricos en féculas como las patatas, el arroz, los granos y el pan. Sé que es difícil resistirse a un pan recién horneado en un restaurante elegante, pero le sentará mejor comerlo hacia el final de la cena (quizás para entonces estará tan lleno que podrá pasar por alto ese alimento rico en carbohidratos).

1. Peces capturados en su medio natural

Los peces que han sido pescados en su medio natural son una mejor fuente de ácidos grasos omega-3, proteínas, potasio, vitaminas y minerales que los cultivados en granjas piscícolas. Estos últimos son mantenidos en estanques de cemento y cebados con una dieta a base de piensos.

En su pescadería local, o en las tiendas de productos para la salud, encontrará salmón fresco y otras especies capturadas en su medio. Además del salmón, existen muchos otros pescados nutritivos, como las sardinas, el arenque, macarela, atún, pargo, bass y bacalao.

2. Productos lácteos a base de leche de cabra, vaca u oveja

Los productos lácteos derivados de la cabra o la oveja pueden ser más sanos para algunos individuos que los de vaca, aunque estos también pueden ser excelentes si se trata de vacas que consumen alimentos orgánicos o simplemente pasto. La leche de cabra es menos alergénica, porque no contiene las mismas proteínas complejas que se hallan en la de vaca.

No recomiendo beber leche desgrasada o con sólo 2 por ciento de grasa, pues al extraerla queda una leche menos nutritiva y digerible, que puede causar alergias. Cierto, la leche entera contiene más calorías, pero esta no es un área idónea para tal desdén. Conozco investigaciones que sugieren que la combinación de nutrientes presente en la leche, tales como el calcio y las proteínas, puede mejorar la capacidad del organismo para quemar grasas, particularmente alrededor de la cintura.

3. Una amplia selección de frutas y vegetales

Desde hace mucho tiempo los nutricionistas saben que las frutas y vegetales tienen un bajo contenido de calorías y alto de fibras. Como ya he mencionado, comer una buena cantidad de frutas y vegetales, se recomiendan cinco porciones al día, beneficia a quienes desean bajar de peso.

Ya he descrito cómo las frutas y verduras satisfacen su hambre, con menos calorías. Usted podrá ahorrarse cientos de calorías diarias sustituyendo los dulces por frutas de estación igualmente dulces al paladar. Muchas frutas y vegetales contienen bastante agua, lo cual agregará a su estómago volumen, no calorías. Como estos alimentos altos en fibra tardan más en ser digeridos, se sentirá lleno por más tiempo. Es como someterse a una cirugía de desvío gástrico, pero sin los desagradables efectos que esta conlleva.

4. Semillas y granos húmedos y con germen

Como las frutas y los vegetales, los granos con germen, las semillas, nueces y cereales integrales tienen alto contenido de fibra. Un *cereal integral* es el que durante su procesamiento conserva en el grano tanto el salvado como el germen. Los cereales húmedos retienen, si no se cocinan, las enzimas de la planta. Este proceso favorece notablemente la digestión.

5. Vegetales encurtidos y fermentados

Los vegetales fermentados como la col agria, y las zanahorias, remolachas o pepinos encurtidos no suelen ser muy aceptados en la mesa, y son frecuentemente esquivados como parte de un régimen dietético, pese a que se cuentan entre los alimentos más saludables del mundo. Los vegetales crudos encurtidos o fermentados suministran al cuerpo microorganismos útiles como los probióticos, así como también muchas vitaminas, incluyendo a la C. Si nunca los ha probado, le insto a hacerlo con la col agria o las remolachas encurtidas, que podrá encontrar fácilmente en las tiendas de productos de salud.

6. Grasas sanas

Los alimentos ricos en grasas saludables, entre los que se incluyen las aceitunas, el aguacate, las nueces y semillas, los aceites de oliva, linaza, coco y sus mantequillas, pueden ser magníficos aliados en sus esfuerzos por bajar de peso. El aceite de coco extravirgen ha recibido una amplia cobertura de prensa en los últimos años, gracias a su capacidad para ayudar a equilibrar la glándula tiroides, como catalizador del metabolismo, y como factor en la producción de energía. Algunos expertos recomiendan a las personas con problemas de tiroides y sobrepeso consumir de dos a cuatro cucharadas de aceite de coco diarias. Asegúrese de ingerir grasas sanas con cada comida para que pueda sentirse saciado y retardar la absorción de azúcar al torrente sanguíneo, lo cual le ayudará a mantener equilibrados sus niveles de glucosa e insulina.

Una glándula tiroides equilibrada desempeña un papel vital en su metabolismo.

Mary Shomon, autora de *The Thyroid Diet* [La dieta para los problemas de la tiroides] (Collins, 2004), afirma que ciertos alimentos con alto contenido de tiroxina ayudan al cuerpo humano a producir la hormona tiroidea T3, la cual nos ayuda a utilizar más oxígeno y quemar más calorías. Alimentos ricos en tiroxina son el requesón, el queso, las claras de huevo, las semillas de cártamo, y carnes como las de pavo, antílope, codorniz y bisonte.

7. Plantas medicinales y especias

El uso de plantas con propiedades salutíferas (en lugar de salsas muy condimentadas) en las carnes, y de especias (en lugar de aliños, cremas o aceite) en las ensaladas, es una excelente estrategia para bajar de peso. No quiero decir que espolvoree su comida con sal de mesa, la cual contiene demasiado sodio, sino que aproveche sabores fuertes como los del ajo, chile, pimienta roja, curry, romero y salvia para hacer más sabrosos sus alimentos.

Si está siguiendo mis consejos de incrementar su ingestión de vegetales, rocíelos con jugo de limón o sazónelos con albahaca y cilantro.

Huya, pero corriendo, de estos alimentos

Existen ciertos alimentos que nunca debería llevarse a la boca. He aquí mi «Docena mortal», seguida de unos comentarios:

1. ***Productos del cerdo.*** En todos mis libros he señalado una y otra vez que la carne de cerdo —en Estados Unidos llamada «la otra carne blanca»— debe ser evitada, pues ese animal fue considerado «inmundo» en los libros bíblicos de Éxodo y Levítico. Dios

describió a ciertos animales, aves y peces como «inmundos», porque comían carroña u otras inmundicias.

2. *Mariscos de concha dura o peces sin aletas ni escamas, como el siluro, el tiburón y la anguila.* En el Antiguo Testamento, Dios llamó también inmundos a los crustáceos de concha dura —exoesqueleto quitinoso— como las langostas, cangrejos y almejas. En sus carnes se alojan conocidas toxinas que pueden perjudicar su salud.

3. *Aceites hidrogenados.* La margarina y la manteca deben ser tabú.

4. *Edulcorantes artificiales.* El aspartame, la sacarina, la sucralosa y otros de la familia de los edulcorantes artificiales se fabrican a partir de sustancias químicas cuya seguridad para la salud se ha estado discutiendo durante décadas. Además, no hay pruebas de que estos edulcorantes sin calorías mejoren el metabolismo; en realidad, podría ser todo lo contrario.

5. *Harina de trigo blanca.* Algo que hemos aprendido con los años es que la harina de trigo blanca enriquecida no es un buen amigo de quien está a dieta.

6. *Azúcar blanca.* Si anda buscando al principal culpable de los «salvavidas» colgando sobre los cinturones, no tiene que ir más lejos.

7. *Gaseosas.* No son más que azúcar líquida. Una Coca-Cola o Pepsicola de 12 onzas equivale a casi nueve cucharaditas de azúcar.

8. *Leche desgrasada, pasteurizada y homogeneizada.* Como ya he dicho, la leche entera orgánica es mejor, y la de cabra, la mejor de todas.

9. *Jarabe de maíz.* Este no es más que otra versión del azúcar, e incluso engorda más.

10. *Proteína de soya hidrolizada.* Si se está preguntando qué es esto, la *proteína de soya hidrolizada* es la base de los productos que imitan la carne. Quédese con el producto real.

11. *Sabores y colores artificiales.* Ni en la mejor de las circunstancias son buenos para usted, y mucho menos si está tratando de bajar de peso.

12. *Exceso de alcohol.* Aunque algunos estudios señalan los beneficios para el corazón de beber pequeñas cantidades de vino tinto (parte de la «paradoja francesa»), sigue siendo un hecho que el alcohol contiene grandes cantidades de calorías. Su consumo excesivo ha sido además una causa importante de rupturas familiares a través de los años.

¿Es provechoso ayunar?

Aunque no se ha demostrado que dejar de hacer algunas comidas al día conduzca a una reducción sostenida de peso, recomiendo dar un descanso al cuerpo ayunando una vez por semana. No sólo mejorará su salud física, sino que podrá derivar de ello beneficios espirituales.

Creo que un ayuno parcial de un día, saltarse el desayuno y el almuerzo, y luego cenar esa noche, le ayudará a sentirse magníficamente, y también a bajar de peso, ya que esa semana estará ingiriendo menos calorías.

Yo ayuno generalmente los jueves o viernes, porque me es más difícil ayunar el fin de semana. Si usted nunca ha ayunado voluntariamente un día, pruebe a hacerlo y verá cómo reacciona su organismo. Asegúrese de beber suficiente agua o jugos naturales, ya que estos líquidos no requieren que el sistema digestivo trabaje más mientras se toma un descanso reparador.

La importancia de la hidratación

Beber suficiente agua es también importante cuando usted no está ayunando.

El agua desempeña muchas funciones vitales en su cuerpo: regula la temperatura corporal; transporta las células nutrientes y el oxígeno; sirve de amortiguador a las articulaciones; protege los órganos y tejidos; y elimina del organismo toxinas y otros desechos metabólicos. El agua constituye el sustituto perfecto de los fluidos corporales. Sólo Dios podía crear una sustancia como esta, carente de calorías y azúcar y capaz de integrar el 92 por ciento de su plasma sanguíneo y el 50 por ciento del resto de su cuerpo. El problema es que la gente no bebe suficiente agua, o los líquidos que acostumbra sorber contienen demasiadas calorías. Un capuchino helado de moka con chocolate-menta contiene 530 calorías.

Cualquier libro sobre dietas que valga la pena instará a sus lectores a beber «ocho vasos de agua al día». Este es, sin embargo, un consejo con frecuencia ignorado por quienes están empeñados en bajar de peso, porque no saben que beber líquidos sirve para amortiguar los retortijones del hambre en el fondo del estómago.

Beber un vaso de agua media hora antes del almuerzo o de la cena actúa como la computadora de un motor, aliviando sus ansias estomacales y disuadiéndole de ir a saquear el refrigerador o la alacena.

El Dr. F. Batmanghelidj, autor de *You're Not Sick, You're Thirsty!* [¡Usted no está enfermo, está sediento!] (Warner, 2003), asegura que uno puede bajar de peso si bebe un vaso de agua media hora antes de comer y dos vasos unas dos horas y media después. «Sentirá sensación de llenura y sólo comerá cuando lo necesite», dice el Dr. Batmanghelidj. «El volumen de su ingestión de alimentos se reducirá drásticamente. Y también cambiará la forma de sus urgencias por comer algo. Beber suficiente agua le abrirá más el apetito por proteínas que por carbohidratos. Pero si usted cree ser diferente y que su organismo no necesita de ocho a diez vasos de agua diarios, está cometiendo un grave error», afirma el especialista. El Dr. Batmanghelidj cree que muchas personas a dieta confunden hambre y sed, y creen estar hambrientas cuando en realidad están deshidratadas.

Trate de beber ocho vasos de agua al día, aun si tiene que obligarse a hacerlo. Cierto, necesitará visitar el urinario con más frecuencia, pero ¿qué tiene eso de malo? Beber suficiente agua no sólo es sano para el cuerpo, sino que es un componente clave del plan de batalla de *La receta del Gran Médico para bajar de peso*, así que tenga siempre una botella de agua a mano y beba de ella durante y entre las comidas.

¿Nos tomamos un cafecito?

Y hablando de algo de beber, ¿será saludable la obsesión de este país con el café? Muchos especialistas de la salud discrepan en cuanto a los beneficios de consumir bebidas que contienen cafeína como el café o el té, pero debo recordar que algunos de los pueblos más sanos del mundo han consumido durante milenios esos estimulantes. Aunque no soy un gran fanático, debo decir que me parece bien una taza diaria de café cultivado orgánicamente, siempre que el grano esté recién molido y se haya saborizado con miel de abejas y crema (también orgánica).

Los tés e infusiones medicinales (a base de plantas medicinales y especias) son otra cosa.

Las infusiones de plantas medicinales y especias han sido parte de casi todas las culturas en la historia de la humanidad. De hecho, consumir varias veces al día tés e infusiones a base de hojas con propiedades medicinales es una de las mejores cosas que usted puede hacer por su salud. Por ejemplo los tés verdes y blancos proveen al cuerpo antioxidantes como los polifenoles, que ayudan a reducir el daño celular y la oxidación causada por el estrés.

Algunos estudios han identificado en el té compuestos anticancerosos, así como otros que ayudan a acelerar el metabolismo. Los tés e infusiones herbarias pueden proveer energía, fortalecer el sistema inmunológico, mejorar la digestión e incluso relajarle después de un día atareado.

En lo que concierne a la cafeína, creo que aprovechamos mejor los beneficios de los tés que sí la contienen. Si las hojas de té contienen naturalmente cafeína, es obvio que el Creador esperaba que bebiéramos té en su forma más natural. Claro que, si la cafeína tiende a mantenernos desvelados por las noches, debemos evitarla desde el final de la tarde. Después de la cena, pruebe a beber una infusión herbaria que no contenga cafeína, sino plantas y especias relajantes, para que le ayuden a descompresionar.

Mi combinación favorita consiste en mezclar el té verde, el negro o el blanco con las plantas medicinales y especias que se mencionan en la Biblia, como las hojas de la vid, granado, olivo e higuera. Aunque no me considero un bebedor de té consuetudinario, mi esposa, Nicki, y yo disfrutamos estas combinaciones bíblicas para acompañar la cena.

En *el plan de batalla La receta del Gran Médico para bajar de peso* (ver pág. 74) encontrará que recomiendo una taza de té caliente con miel de abejas en el desayuno, la cena y los refrigerios. También aconsejo consumir té helado recién hecho, ya que el té puede beberse caliente, fresco o frío. Pero tenga presente que si bien las infusiones herbarias ofrecen muchos beneficios para su salud, no hay nada que pueda reemplazar al agua pura en cuanto a hidratación. Si bien usted puede beber sin perjuicio para su seguridad o su salud entre dos y cuatro tazas diarias de té o infusiones de plantas medicinales, eso no le exime de beber cuando menos seis vasos de 8 onzas de agua pura, por todas las razones plausibles que he descrito en este capítulo.

¿Cuáles alimentos son extraordinarios, promedio o problemáticos?

He preparado una lista abarcadora de alimentos que enumero en orden descendente según sus cualidades para la salud. Para encontrar una lista completa de alimentos extraordinarios, promedio y problemáticos, visite www.BiblicalHealthInstitute.com/EAT. Los que encabezan la lista son más sanos que los que se encuentran al final. A la hora de comer usted debe practicar el control de porciones. Ponga en su plato menos comida de la que generalmente ingiere, y fíjese en lo que sucede. Un estudio de la Universidad Estatal de Pennsylvania encontró que reducir en un 25 por ciento la porción puede ayudarnos a consumir hasta 800 calorías menos al día sin reducir el nivel de satisfacción.[8]

A los mejores alimentos que podemos comer los considero extraordinarios. Dios los creó para que los comiéramos en una forma sana para el cuerpo. Si usted está luchando por bajar de peso, es recomendable que consuma más del 75 por ciento de las veces alimentos de esta categoría extraordinaria.

Los que he situado en la categoría promedio deben constituir menos del 50 por ciento de su dieta cotidiana. Si tiene problemas de sobrepeso, será mejor que limite los alimentos promedio a menos del 25 por ciento.

Los comestibles de la categoría problemática no promueven pérdida de peso y deben ser consumidos con extrema cautela. Si quiere bajar de peso, debe evitarlos en absoluto.

Rx LA RECETA DEL GRAN MÉDICO PARA BAJAR DE PESO: COMA PARA VIVIR

- *Coma sólo los alimentos que Dios creó.*
- *Coma sus alimentos en una forma saludable para el cuerpo.*
- *A la hora de las comidas, consuma las proteínas, grasas y verduras antes que los carbohidratos feculentos.*
- *Practique el control de porciones sirviendo en su plato un 25 por ciento menos.*
- *Beba cada día de seis a ocho, o más vasos de agua pura, y cuando sienta hambre beba otras 8 onzas de agua.*
- *Cuando su plato vaya por la mitad, respire hondo y pregúntese si todavía tiene hambre.*
- *Ayune parcialmente un día a la semana.*
- *Mastique de 25 a 75 veces cada bocado.*
- *Beba tés e infusiones herbarias regularmente.*

- *Consuma barras energéticas de alimentos enteros, que contengan de 1 ½ a 3 gramos de betaglucanos de fibra soluble de avena.*

Actúe

Si quiere aprender a incorporar a su regimen diario los principios de comer para vivir, por favor pase a la página 74 para consultar el plan de batalla de *La receta del Gran Médico para bajar de peso.*

Llave #2

Complemente su dieta con alimentos integrales, nutrientes vivos y superalimentos

Una de las razones por las que hago mis compras en las tiendas de alimentos naturales es la ausencia de tabloides junto a las cajas registradoras. Me pregunto de dónde sacan esos titulares que uno puede encontrar en los quioscos de periódicos y revistas de los aeropuertos:

- «ADN de la cera de la oreja no miente: ¡Osama Bin Laden es una mujer!»
- «¡Extraterrestre velludo vive en la cabeza de Donald Trump!»
- «Llama a un número telefónico que vio en la pared de un urinario ¡y encuentra a su madre desaparecida!»

Escuche, todos disfrutamos una carcajada, pero lo que no es tan gracioso es lo que le espera en el interior de los tabloides, donde avisos en grandes caracteres le prometen bajar de peso fácil y rápidamente. Estos anuncios a cuarto de página suelen incluir una foto borrosa de una mujer fláccida e infeliz yuxtapuesta con otra de su versión atlética y esbelta, que guarda una vaga semejanza con el patito feo en la primera.

«¡No se requieren dietas ni ejercicios!», alardea el titular. Si usted andaba buscando una forma de liberarse finalmente de su lastre corporal y mantenerlo a raya, todo lo que tiene que hacer es engullir tres veces al día las píldoras de este frasco de «suplementos dietéticos totalmente naturales» por el módico precio de $39.95 cada frasco, y esperar a ver cómo se deslíe la grasa que le atormentaba.

Las píldoras para bajar de peso se han estado anunciando desde que el primer tabloide de esta nación, el *Police Gazette,* empezó a venderse hace cien años. Por entonces los fármacos reductores de peso contenían laxantes (claro que eso le hará perder peso) o insecticidas sintéticos dirigidos a acelerar intencionalmente el metabolismo. Estas pociones dietéticas generalmente funcionaban por un tiempo, cuando no causaban diarreas, ceguera o alguna otra catástrofe para la salud.

Si usted se esfuerza por bajar de peso, creo que debe tomar algo *muy* diferente de tales píldoras dietéticas. Me refiero a suplementos nutricionales basados en alimentos enteros y a superalimentos (como una mezcla orgánica de alimentos verdes y fibra alimenticia), capaces de asegurar al organismo un suministro adecuado de nutrientes esenciales y compuestos beneficiosos mientras avanzamos por pasitos hacia el peso ideal.

Comience el día con multivitaminas

Créalo o no, muchas personas obesas o con sobrepeso tienen deficiencias de nutrientes debido a que sus dietas contienen mayormente alimentos con calorías «huecas». Si usted se encuentra entre la mayoría que comienza cada día tomando una o dos cápsulas multivitamínicas con su jugo de naranja, le tengo una pregunta: ¿Ha revisado últimamente la etiqueta de sus multivitaminas? Si ve relacionados en ella ingredientes como la sucrosa, maizena, mononitrato de tiamina, hidrocloruro de piridoxina o metasilicato de sodio, su producto se elabora a partir de materiales sintéticos y aislados.

Las multivitaminas sintéticas nunca tendrán un efecto tan potente o beneficioso como el de aquellas que se producen a partir de fuentes naturales; los estudios demuestran que las vitaminas manufacturadas sintéticamente son entre 50 y 70 por ciento menos biológicamente activas. Otra pista útil son las letras *dl* junto al nombre de un ingrediente. Por ejemplo, el ingrediente dl-alfa tocoferil, le indica que está tomando una versión sintética de la vitamina E.

Como el organismo no absorbe más del 50 por ciento de las vitaminas y minerales que usted ingiere, podrá notarlo en el color amarillo fluorescente que adquiere su orina, esto significa que usted está recibiendo sólo un 25 por ciento de la potencia que se anuncia en las multivitaminas químicamente manufacturadas. Es más recomendable que tome una multivitamina que tenga como base alimentos naturales enteros. Ello duplicará los nutrientes absorbidos por su organismo.

EL ACEITE DE HÍGADO DE BACALAO, FUENTE DE OMEGA-3

Sí, a muchos sólo la idea de tomar una cucharadita de este líquido con olor a pescado les repugna, pero hacen mal en desdeñarlo.

Cualquier vínculo entre la pérdida de peso y el aceite de hígado de bacalao (o de pescado), rico en omega-3, es puramente anecdótico, pero yo he estado tomando esta emulsión durante gran parte de los últimos diez años y creo firmemente en sus propiedades salutíferas. Después de todo, las comunidades de pescadores de países del Atlántico Norte como Noruega, Escocia e Islandia descubrieron los beneficios del aceite de hígado de bacalao en el siglo XIX. Se acostumbraba recetarlo para evitar el raquitismo en niños desnutridos, y su contenido de vitamina D ayudaba a constituir huesos fuertes y sanos. Los ácidos grasos omega-3 que contiene este aceite, como también el de pescado, pueden ayudar a mejorar la salud cardiovascular y a equilibrar los niveles de insulina en la sangre. El de hígado de bacalao puede considerarse una superestrella, porque contiene cuatro nutrimentos de los que difícilmente ingerimos una cantidad suficiente: ácidos eicosapentaenoico (EPA) y docosahexaenoico (DHA), vitamina A y vitamina D. Los dos primeros, EPA y DHA, son grasas poliinsaturadas de cadena larga conocidos como ácidos grasos omega-3, que se encuentran en los peces de aguas frías y en los huevos de las aves de corral no enjauladas y que comen gusanos y lombrices. Los ácidos grasos omega-3 obran maravillas no sólo para su sistema inmunológico, sino también para la salud de su piel. El aceite de hígado de bacalao contiene más vitamina A por unidad de peso que otros alimentos comunes, y sus altos niveles de vitamina D le serán útiles si necesita tomar menos sol. No permita que el sabor a pescado le impida incorporar a su dieta este nutrimento. En la actualidad, el aceite de hígado de bacalao viene con sabor a limón y menta y otros que enmascaran su fuerte olor y gusto; para los menos atrevidos, el aceite de hígado de bacalao rico en omega-3 viene en cápsulas líquidas fáciles de tragar.

Superalimentos verdes

«Cómete tus verduras o no habrá postre hoy».

¿Cuántas veces le escuchó decir esto a mamá o papá? Refunfuñando, usted aceptaba en su boca unas cuantas habichuelas verdes y se las arreglaba para hacerlas bajar de ahí.

La renuencia a comer vegetales, y especialmente verduras, persiste en numerosas personas, incluso adultas. Saben que *deben* comer más vegetales, pero ven las ensaladas y porciones de vegetales como coloridos ornamentos del plato principal, o sea, la carne y las papas.

Son muchos los que sienten esa aversión: el Departamento de Agricultura de los Estados Unidos calcula que más del 90 por ciento de la población del país no come las tres a cinco porciones diarias de vegetales que se recomiendan.

Usted no bajará de peso si elude sus vegetales, especialmente los más beneficiosos: aquellos de abundantes hojas de color verde oscuro. No hay muchas excusas: un moderno sistema de transporte distribuye ensaladas y vegetales prácticamente a cada rincón.

Los alimentos verdes son importantes para los que intentan bajar de peso porque una dieta más baja en carbohidratos significa que usted no está recibiendo todos los vegetales y los nutrimentos que necesita. Los alimentos verdes cubren esa brecha.

Ahora existe una forma de ingerirlos que funciona de maravilla para quienes están tratando de bajar de peso. Se trata del consumo de polvos y cápsulas de superalimentos verdes, excelentes para su organismo y una vía fácil de recibir vitaminas, minerales, antioxidantes y enzimas que se encuentran en las verduras. Sólo tiene que mezclar con agua o jugo el polvo de superalimentos verdes u optar por un puñado de cápsulas.

Para que sean de buena calidad, estos suplementos deben estar constituidos por una mezcla orgánica certificada de verduras secas, vegetales fermentados, plantas marinas, microalgas como la *spirulina* y la *chlorella,* y cereales y semillas con germen. Al mezclar un par de medidas de polvo de alimentos verdes con un vaso de agua o jugo, podrá beber una de las pócimas más densas en nutrientes que existan en este verde planeta, y recibirá ¡menos de la vigésima parte de las calorías de una combinación Big Mac de McDonalds!

Esto es lo que yo llamo una verdadera doble ganancia: un suplemento a base de alimentos verdes no sólo tiene alto contenido de nutrientes, sino que le proporciona las ventajas dietéticas de los alimentos enteros vivos (incluyendo una regularidad para evacuar digna de los trenes de Suiza).

Mezcla de fibras de alimentos enteros

Como mencioné en la Llave # 1, la fibra puede ser el mejor amigo de quien está a dieta.

Consumir una buena cantidad de la fibra idónea le asegurará una sensación de saciedad, debido a que la fibra retarda la absorción de azúcares por el organismo y provoca una sensación de llenura. La fibra mejora asimismo la regularidad excretiva, ayudando a eliminar de forma eficiente las toxinas.

Desafortunadamente, la mayoría de nosotros sólo ingerimos la quinta parte de la cantidad óptima de fibra en nuestra dieta diaria, razón por la cual recomiendo tomar suplementos de fibra basados en alimentos enteros. Busque uno que suministre a su organismo una fuente vegetal altamente aprovechable de fibra dietética.

Asegúrese de escoger alguna marca que emplee en su fabricación semillas, legumbres y cereales orgánicos, fermentados o germinados; facilitará su digestión. Una de las formas más aconsejables de consumir fibra basada en alimentos enteros es tomar al levantarse y antes de irse a la cama una mezcla de superalimentos verdes y fibra. Licúela junto con su jugo favorito o agua, y estará brindando a su cuerpo más nutrición de la que la mayoría le proporcionará al suyo ese día, o puede que esa semana. Procure buscar una mezcla de fibras y alimentos verdes que contenga betaglucanos de fibra soluble de avena, lo cual ayudará a darle una sensación de saciedad y promoverá un peso corporal saludable. (Para ver una lista de productos recomendados que contienen fibra con base en alimentos enteros, visite www.BiblicalHealthInstitute.com y haga clic sobre la guía de recursos GPRx Resource Guide.)

Enzimas

Si está pasado de peso, probablemente haya experimentado su cuota de problemas digestivos. Cuando consume alimentos crudos como las ensaladas y frutas, ingiere con ellas las enzimas que contienen. En cambio, cuando come alimentos cocidos o procesados como los que sirven en un restaurante, el páncreas debe producir las enzimas necesarias para digerirlos. La constante demanda de enzimas somete a un gran esfuerzo a este órgano, que debe aumentar la producción de enzimas para enfrentar la demanda. Sin los niveles adecuados de enzimas presentes en los alimentos, bien crudos o fermentados, o en suplementos nutricionales, usted puede ser presa de excesivos gases e hinchazón gastrointestinal, diarreas, estreñimiento, acidez y falta de energía

Las enzimas digestivas son proteínas complejas que toman parte en el proceso de la digestión. Ellas son las jornaleras del organismo, responsables de sintetizar, distribuir o desechar la increíble cantidad de ingredientes y sustancias químicas que asimila su cuerpo durante sus horas de vigilia. Cuando este produce enzimas, la función de las mismas es precipitar cambios químicos en los alimentos que circulan por el tracto digestivo. El páncreas, desempeña el papel principal en la producción de las enzimas digestivas.

Los que padecen problemas pancreáticos como la fibrosis quística suelen requerir alguna forma de enzima digestiva complementaria, pero las dietas de comida chatarra, masticación incompleta y comidas al paso contribuyen a una incapacidad del organismo para producir suficiente cantidad de enzimas, y a la consecuente deficiencia en la absorción de los nutrientes. Estos problemas empeoran con la edad. Si se le dificulta consumir suficientes alimentos frescos y naturales como las bananas, aguacates, semillas, nueces, uvas y otros, puede tomar para mejorar su digestión suplementos de enzimas digestivas de origen vegetal. (Para ver una lista de productos recomendados, visite www.BiblicalHealthInstitute.com y haga clic sobre la guía de recursos GPRx Resource Guide.)

Proteínas en polvo

Recomiendo consumir proteínas en polvo porque está demostrado que las proteínas ayudan al organismo a quemar grasas. También proveen otros beneficios además de calmar el hambre (lo cual le motivará a consumir menos calorías) y ayudar a preservar los músculos mientras quema kilos.

Los polvos proteínicos fabricados a escala comercial no son tan sanos como parece, pues se derivan generalmente de proteínas de soya, leche o suero láctico. La mayoría de estos polvos son muy procesados y se derivan de reses a las que se les inyectan hormonas y que se alimentan con piensos mezclados con antibióticos o frijol de soya genéticamente alterado.

Muchos polvos de proteínas de soya o suero láctico contienen edulcorantes, sabores artificiales y otros aditivos. La alternativa más sana para usted es escoger un suplemento proteínico fabricado con el suero de vacas alimentadas con pasto, o con soya fermentada, o hecho con leche de cabra. Estos son alimentos que Dios creó, en una forma sana para el cuerpo humano.

POLVOS PROTEÍNICOS SUSTITUTOS DE LA COMIDA

Las personas que necesitan reducir muchos kilos a veces se someten a una dieta líquida, mezclando con agua, para poder sostenerse, polvos que sustituyen a las comidas.

Nick Yphantides, un médico de San Diego a quien conocí, describe en su provocativo libro *My Big Fat Greek Diet* [Mi dieta griega para gordos] (Nelson Books, 2004) cómo bajó en un período de nueve meses más de 110 kilos (después de llegar a pesar 212). Si usted escoge el mismo enfoque tenga cuidado al seleccionar su polvo proteínico para reemplazar las comidas; quienes necesitan una pérdida significativa de peso, como el Dr. Nick, sólo deben hacerlo bajo la supervisión de un médico. Si va a seguir el consejo, le recomiendo algún producto que contenga proteínas de fácil digestión, betaglucanos de fibra soluble de avena, frutas orgánicas, semillas germinadas, probióticos vivos, ácidos grasos omega-3 y antioxidantes. (Para ver una lista de productos recomendados, visite www.BiblicalHealthInstitute.com y haga clic sobre la guía de recursos GPRx Resource Guide.)

Rx LA RECETA DEL GRAN MÉDICO PARA BAJAR DE PESO: COMPLEMENTE SU DIETA

- *Tome con cada comida una multivitamina viva basada en alimentos enteros.*
- *Consuma cada día con la cena entre una y tres cucharaditas, o de tres a nueve cápsulas, de aceite de hígado de bacalao (o pescado) rico en omega-3.*

- Tome dos veces al día (al levantarse y antes de acostarse) una mezcla de fibras basadas en alimentos enteros y superalimentos verdes.
- Tome con cada comida un producto que contenga antioxidantes y energéticos.
- Para mejorar su digestión, puede tomar con cada comida una fórmula de enzimas y probióticos.
- Consuma con cada comida una cápsula que combine adaptógenos de origen vegetal y antioxidantes.
- Para asegurar una ingestión óptima de proteínas, incorpore a su dieta diaria un polvo proteínico de fácil digestión.

Actúe

Si quiere aprender a incorporar a su regimen diario los principios de complementar su dieta con suplementos basados en alimentos enteros, nutrientes vivos y superalimentos, por favor pase a la página 74 para consultar el plan de batalla de *La receta del Gran Médico para bajar de peso.*

LLAVE #3

Practique una higiene avanzada

Seré el primero en admitir que hundir su cara en un aguamanil lleno de solución facial, limpiarse bajo las uñas con un jabón especial y lavarse las manos después de ir al sanitario no parece tener mucho que ver con el objetivo de bajar de peso. Pero existe un aspecto de una higiene correcta que es clave para esta discusión, y se trata del importante papel del sistema inmunológico en su organismo. Dicho sistema es ultrasensible a los cambios en las capacidades de defensa del cuerpo y recibe un impacto negativo de las dietas intermitentes, según muestra un estudio del Centro Fred Hutchinson de Investigaciones del Cáncer. Bajar de peso una y otra vez, sólo para después volver a subir, aparentemente influye en la actividad de las llamadas células asesinas del sistema inmunológico (NK). Estas células constituyen una línea de defensa vital para dicho sistema, pues son capaces de matar tanto al virus como a las células cancerosas, según muestran exámenes de laboratorio. A mi modo de ver, su cuerpo podrá defenderle mejor de enfermedades peligrosas como el cáncer si usted baja de peso y se mantiene delgado, pero estará aún *mejor* protegido si se esfuerza por combinar la dieta con una higiene avanzada.

Como ya dije, no existe un vínculo directo entre practicar una higiene avanzada y bajar de peso, pero se sentirá mejor si incorpora a su vida este aspecto de *La receta del Gran Médico para tener salud y bienestar extraordinarios.*

Principios de higiene

¿Qué quiero decir con la frase «higiene avanzada»?

Me alegro de que se lo pregunte, pues creo firmemente en la necesidad de protegerme de gérmenes dañinos, y he estado practicando rutinariamente un protocolo higiénico durante más de una década. Soy testigo de los buenos resultados que ha tenido en mi vida: En muchos años no he sufrido ni resfriados, ni infecciones de los senos maxilares, ni enfermedades respiratorias agudas. Sigo un programa desarrollado por un científico australiano, el Dr. Kenneth Seaton, que descubrió que los problemas de la nariz, garganta, oídos y la piel en muchos casos están vinculados al hecho de que los seres humanos a lo largo del día se tocan la nariz, los ojos y la boca con sus dedos, bajo cuyas uñas se alojan gérmenes.

En términos científicos se llama a esto autoinoculación. Pero, ¿cómo se alojan los microbios bajo las uñas? Pues mediante el contacto de las manos con las de otras personas o con superficies sucias. Si creía que los gérmenes se propagaban por exposición aérea, por ejemplo, alguien que estornude a su lado, se equivoca. «Los gérmenes no vuelan, sino que andan de polizontes», dice con razón el Dr. Seaton. Él cree que una vez que estos microorganismos suben a bordo, se esconden bajo sus uñas, no importa cuán cortas estén, y allí hibernan. Le sorprendería saber cuántas veces al día se rasca usted la nariz o se frota los ojos o la boca, pero si es como todos, lo hará como un hábito constante.

Cuando uno toma contacto con gérmenes contagiosos, puede enfermar, contraer un resfriado común o acabar luchando contra la gripe. Sucede constantemente. Chuck Gerba, profesor de microbiología ambiental de la Universidad de Arizona afirma que el 80 por ciento de todas las infecciones, desde los virus del resfriado en la gripe hasta las enfermedades que contraemos por mediación de los alimentos, se propagan a través del contacto con superficies o con las manos de otros.

¿De qué manera llegan los gérmenes a sus manos? Cuándo estrecha las de otras personas, o tiene contacto con objetos que ellas han tocado: pasamanos, perillas, carritos de supermercado, billetes de banco, monedas y alimentos. Este último, la comida, es uno de los más peligrosos. Tal vez recordará haber leído acerca del virus Norwalk, al que se atribuyó hace unos años una cadena de intoxicaciones en cruceros de placer. Según el Centro para el Control y Prevención de Enfermedades, el origen único de este virus fueron las heces de personas infectadas, lo que quiere decir que quienes revolvían las ensaladas y manipulaban los alimentos en el restaurante del barco no se lavaban bien las manos después de usar el sanitario.[9]

Sé que esta conversación no resultará muy agradable a la hora de la cena, pero la higiene forma parte de la receta del Gran Médico. He sido muy influido por los escritos del Dr. Seaton, que prescribió que para conservar una buena salud el factor más importante es la aplicación de técnicas de higiene avanzada. «Todas las vitaminas, minerales, plantas medicinales, dietas especiales y máquinas de ejercicios palidecen en comparación con la higiene. En la antigua Grecia, los espartanos se ejercitaban hasta la perfección, practicaban la mejor dieta posible, no sufrían la contaminación ambiental y sólo muy poco estrés y, sin embargo, su esperanza de vida era de alrededor de 26 años», escribió el Dr. Seaton en su boletín *Hygiene & Health* [Higiene y Salud]. «Su sociedad desapareció debido a que nunca adoptaron técnicas eficaces de higiene personal».

¿En qué consisten estas técnicas?

Dio con la persona indicada, pues practicar la higiene avanzada se ha convertido para mí en un hábito cotidiano. Como sé que el 90 por ciento de los gérmenes se aloja debajo de mis uñas, utilizo un jabón cremoso y semilíquido, rico en aceites esenciales. Cada mañana y cada noche meto las manos en un aguamanil lleno de esta solución jabonosa y hundo las uñas de las manos en la crema. Luego froto esa crema jabonosa especial en las yemas de mis dedos, las cutículas y las uñas por 15 a 30 segundos. Terminado esto, me lavo bien las manos durante 15 segundos, antes de enjuagármelas con agua corriente. Una vez que mis manos están bien limpias, tomo otro poco de jabón y me lavo la cara. Este segundo paso comprende un procedimiento al que llamo «inmersión facial»: lleno mi aguamanil o un tazón grande y limpio con agua tibia, no caliente. Cuando ya hay suficiente agua, le añado una o dos cucharadas de sal regular de mesa y dos goteros de una solución facial a base de minerales. Mezclo todo y luego me inclino y sumerjo mi cara en esa mezcla limpiadora, abriendo varias veces los ojos para permitir que también se limpien las membranas oculares. Después de una pausa para respirar vuelvo a meter la cara y hago burbujas a través de la nariz. A esto le llamo «bucear con snorkel en una palangana».

Los dos últimos pasos de mi procedimiento de higiene avanzada comprenden aplicarme gotas muy diluidas de peróxido de hidrógeno y minerales en las orejas durante 30 a 60 segundos para limpiar el canal auditivo; y cepillarme los dientes con una solución dental a base de aceites esenciales, a fin de eliminar de mi boca los microbios nocivos.

(Para ver una lista de mis productos de higiene favoritos, visite www.BiblicalHealthInstitute.com y haga clic sobre la guía de recursos GPRx Resource Guide.)

Cumplir este protocolo de higiene avanzada reclama disciplina: tendrá que recordarse a sí mismo de hacerlo hasta que se convierta en un hábito. Me parece más fácil seguir estos tres pasos en la mañana, cuando estoy fresco y recién levantado que en la noche, cuando estoy cansado y tengo sueño, aunque me esfuerzo por practicarlo a ambas horas y casi nunca fallo. De cualquier modo, sé que todo el procedimiento me tomará sólo unos tres minutos.

Le aconsejo incorporar a su vida un régimen similar de higiene avanzada, prestando especial atención al lavado periódico de sus manos, especialmente después de estar en situaciones públicas y de haber estrechado las manos de algunos amigos. No quiero con esto estimular la paranoia de nadie, pero a veces nuestra mayor exposición a los gérmenes en toda la semana tiene lugar después del servicio en la iglesia, cuando estrechamos en el vestíbulo las manos de viejos amigos y nuevos conocidos. En ese breve tiempo estamos intercambiando una amplia variedad de bacterias, agentes alergénicos, toxinas ambientales y virus, de una parte del cuerpo a otra.

Claro que conozco a algunas personas a quienes no les importa enfermarse, porque ven en ello otra forma de bajar de peso, pero no me parece una buena manera de conseguir un físico atlético.

℞ LA RECETA DEL GRAN MÉDICO PARA BAJAR DE PESO: PRACTIQUE UNA HIGIENE AVANZADA

- *Hunda sus dedos en una solución de jabón semilíquido con aceites esenciales y lávese las manos regularmente, prestando especial atención a eliminar los gérmenes acumulados bajo sus uñas.*

- *Limpie sus fosas nasales y las membranas mucosas de los ojos a diario, mediante una inmersión facial.*

- *Limpie los canales auditivos al menos dos veces por semana.*
- *Utilice a diario una solución dental basada en aceites esenciales para eliminar los gérmenes de sus dientes, encías y boca.*

Actúe

Si quiere aprender a incorporar a su regimen diario los principios de practicar una higiene avanzada, por favor pase a la página 74 para consultar el plan de batalla de *La receta del Gran Médico para bajar de peso.*

LLAVE #4

Acondicione su cuerpo con ejercicios y terapias corporales

No hace tanto, la gente no necesitaba un plan de ejercicios. La vida era sinónimo de ejercitación y desde que nos levantábamos en la mañana teníamos por delante toda una jornada de esfuerzo físico sustancial: realizar arduas labores en la granja, caminar kilómetros para ir a comprar las provisiones del día, o moverse constantemente por el piso de la fábrica. Hombres y mujeres estábamos todo el día en pie, quemando calorías.

En nuestros tiempos, sin embargo, cada vez son menos las vidas que se definen por la actividad física. Aviones, trenes y automóviles nos llevan donde queramos ir, en la comodidad de mullidos asientos y aire acondicionado. Artilugios que ahorran esfuerzos, desde los procesadores de alimentos hasta las lavadoras, pasando por las escaleras mecánicas, nos hacen demasiado confortable la vida, aunque a mí me parece que el tiempo que nos queda libre lo utilizamos para incluir en la jornada más ocupaciones. Sucede que nos encontramos en medio de un cambio histórico de una economía manufacturera a otra más orientada a los servicios. La era de la información ha creado trabajos sedentarios que requieren, en el mejor de los casos, muy poco esfuerzo físico.

Para complicar el problema de la inactividad, por lo general vamos al trabajo y regresamos sentados (en automóvil), y una vez en casa muchos nos apoltronamos en la sala pegados a un sofá. Ver televisión se ha vinculado al exceso de peso en los adultos, incluyendo un estudio que demuestra que las mujeres que ven de tres a cuatro horas de televisión diarias tienen el doble de posibilidades de alcanzar un peso excesivo que aquellas que sólo ven menos de una hora diaria.[10]

Hoy en día, si queremos sudar, hace falta un esfuerzo consciente de parte nuestra. A menos que usted trabaje en una compañía de reparto de paquetes a domicilio o algo similar, probablemente tendrá que proponerse hacer ejercicios, aun si ello requiere programar una cita consigo mismo para lograrlo. Tratar de bajar de peso sin hacer ejercicios es como tratar de aprobar un examen final sin haber estudiado. Existe una posibilidad de que lo logre, pero en noventa de cada cien casos usted no podrá perder peso, o al menos mantener la reducción, si no enciende el horno de su cuerpo para quemar sus reservas de grasa.

Permítame sacarle las cuentas. Si usted es hombre y pesa unos 115 kilos, es un axioma fisiológico que para mantener su peso actual deberá ingerir aproximadamente 25 calorías por cada kilo de su peso (en las mujeres son 20 calorías por kilo).

Para un hombre de 120 kilos esto implica ingerir 3000 calorías diarias para mantener su peso.

Una mujer de 77 kilos podría mantenerse en su peso ingiriendo 1540 calorías por día.

Cuando uno comienza a hacer comidas sanas deja de consumir tantas calorías como antes. Entonces está comiendo alimentos creados por Dios en una forma sana para el cuerpo, los cuales contienen menos calorías por bocado que, por ejemplo, una combinación Big Mac de McDonald's, que le empaca en la bolsa de papel 1.200 calorías. Cuando usted incorpora a su día el ejercicio está *acelerando* su pérdida de peso.

Ejercitarse en un gimnasio le ayuda a quemar entre 500 y 1000 calorías diarias. Si lo hace con constancia cinco días a la semana estará quemando alrededor de 3500 calorías. Como medio kilo de grasa humana equivale a 3500 calorías, puede ver que estará rebajando al menos medio kilo cada semana aun si mantiene la misma ingestión calórica.

Si además de hacer ejercicios con regularidad, come apropiadamente, le asestará un doble golpe a su tendencia a engordar.

Si en muchos años no ha cruzado el umbral de un gimnasio cercano, o la última vez que corrió fue jugando fútbol con su hijo, conozco una excelente forma de regresar a la rutina de los ejercicios. Se denomina forma física funcional, y consiste en ejercicios moderados que pondrán de nuevo a su cuerpo a quemar calorías y mejorarán su agilidad. La idea detrás de la forma física funcional es entrenar sus movimientos, no sus músculos, de modo que vaya incrementando la resistencia cardiovascular y poniendo en acción los músculos vitales del cuerpo. Esto se logra realizando actividades de la vida real, en situaciones reales (por favor, visite www.GreatPhysiciansRx.com para instrucciones más detalladas sobre los ejercicios de la forma física funcional).

La forma física funcional utiliza ejercicios que emplean su propio peso corporal como resistencia, aunque también puede utilizar pesas de mano, minitrampolines y balones de estabilidad. Es un método que está ganando popularidad en los Estados Unidos. Los instructores de los gimnasios LA Fitness, Bally Total Fitness y los locales de la Asociación de Jóvenes Cristianos, YMCA, le someterán a una serie de ejercicios que imitan la vida cotidiana. Le pedirán que haga cuclillas con las piernas separadas o unidas, y con una atrás y la otra delante. También le pedirán que haga extensiones, planchas contra una pared, y un ejercicio llamado «supermán» que consiste en acostarse en el suelo y levantar el brazo derecho y la pierna izquierda, ambos totalmente extendidos. Lo que no le pedirán es que haga ejercicios de impacto fuerte como los que se ven en esas enérgicas clases de ejercicios aeróbicos.

El programa de forma física funcional ofrece una aproximación inicial al ejercicio, incrementa la fuerza en las tareas diarias de la vida, y cuando se hace dos veces al día en períodos de 5 a 15 minutos, nos ayuda a quemar calorías, y en consecuencia, a bajar de peso.

OTRAS ESTRATEGIAS

He aquí otras terapias corporales para añadir a su arsenal.

Camine

Otra forma fantástica de ejercitarse es caminar, lo cual es especialmente beneficioso para aquellos que se han mantenido con sobrepeso durante años y temen ser físicamente incapaces de cumplir un programa de ejercicios.

Esta vía de impacto moderado hacia la forma física es un régimen sorprendentemente eficaz de bajar de peso. La acción de caminar ejerce una suave presión sobre las caderas y el resto del cuerpo, y cuando se hace a cierta velocidad, pone a trabajar más al corazón y le hace gastar más energía.

Lo mejor de todo es que usted puede caminar cuando mejor le convenga: antes del trabajo o a la hora del almuerzo; antes o después de cenar. Usted mismo fija su ritmo y decide cuánto quiere dedicar a este ejercicio. Caminar es un ejercicio social que le permite sostener, mientras camina, una conversación civilizada con un amigo o un ser querido. Para mí no hay nada mejor que mis paseos después de cenar con mi esposa, Nicki, empujando el cochecito de Joshua, cuando no lo llevo a la espalda, en un «canguro».

Váyase a la cama temprano

El sueño es una terapia corporal que escasea bastante en nuestros días. El «déficit de sueño» nacional significa que nos ocupamos con demasiadas actividades desde el momento en que despertamos hasta que nos metemos en la cama 16, 17 o 18 agotadoras horas después. Los estadounidenses adultos duermen menos de siete horas diarias por noche, unas dos menos que nuestros bisabuelos cien años atrás.

Si está tratando de controlar su peso, dormir bien puede ayudar. Investigadores de la Universidad de Chicago encontraron un vínculo entre la falta de sueño y el riesgo de subir de peso. Ellos pudieron identificar cómo el mal dormir abre el apetito, especialmente de alimentos altos en calorías y carbohidratos. El sueño es un importante regulador de la leptina, una hormona que comunica al cerebro que ya no se necesita comer más; y de la grelina, otro tipo de hormona que provoca la sensación del hambre. Cuando los participantes en el estudio dormían sólo cuatro horas, sus niveles de leptina se reducían en un 18 por ciento, mientras los de grelina se incrementaban hasta 28 por ciento.[11]

Resultado: a medianoche sentían necesidad de tomar un refrigerio.

¿Cuántas horas duerme usted cada noche? El número mágico, según los expertos es ocho horas. Eso se debe a que cuando a uno se le permite dormir cuanto quiera en un ambiente controlado (como un laboratorio de investigaciones del sueño) tiende a dormir naturalmente ocho horas en un período de 24.

Descanse el séptimo día

Además de dormir lo suficiente, el cuerpo humano necesita un tiempo de descanso cada siete días, una pausa para reponerse. Y esto se logra tomando un receso en la «carrera de ratas» los sábados y domingos. Dios creó la tierra y los cielos en seis días y descansó el séptimo, dándonos un ejemplo y un recordatorio de que necesitamos una tregua en nuestras labores.

Todos deberíamos hacer como los atletas de triatlón y otros de alto rendimiento, que se aseguran de descansar un día a la semana. De lo contrario seremos candidatos seguros a fundirnos.

Deje que el sol brille

Puede que no vea una clara correlación entre solearse y bajar de peso, pero déjeme explicarle algo.

Cuando usted expone su cara y su piel a la luz solar, la piel sintetiza vitamina D a partir de los rayos solares ultravioletas. El cuerpo necesita la vitamina D para producir niveles adecuados de insulina.

Cuando no hay suficiente insulina en el torrente sanguíneo, el organismo reacciona de modo natural aumentando sus niveles, lo cual significa que envía señales de que necesita alimentos altos en carbohidratos. Otro factor es que la exposición al sol favorece su metabolismo, al normalizar la función de la glándula tiroides.

Le recomiendo exponerse al menos 15 minutos diarios al astro rey, a fin de incrementar los niveles de vitamina D en su cuerpo. Muchas veces esto no es posible, bien porque nos mantenemos en interiores durante el día, o porque es invierno y el sol se niega a atravesar la densa capa de nubes grises. Por eso recomiendo tomar aceite de hígado de bacalao rico en omega-3, otra fuente importante de vitamina D. El aceite de hígado de bacalao también ayuda a prevenir el deterioro óseo en los adultos, mejora la función cardiovascular y, atribuye a alargar la vida. Le bastará con tomar una cucharadita, o tres cápsulas cada día.

Dése gusto con la hidroterapia

La hidroterapia toma la forma de baños, duchas, lavados y envolturas que emplean agua caliente y fría. Por ejemplo, al levantarme en la mañana me doy una ducha caliente, pero luego abro la llave del agua fría y la dejó correr sobre mí cerca de un minuto.

Esto me vigoriza. El agua fría estimula el cuerpo y el aprovechamiento del oxígeno por las células, en tanto que el agua caliente dilata los vasos sanguíneos, mejorando la circulación, y favoreciendo el transporte de más oxígeno al cerebro.

Quizás usted se pregunte si puede bajar de peso en un baño sauna, otra forma de hidroterapia. Pues sí, un sauna puede hacerle perder algún peso. Pero se trata de una pérdida de agua en forma de sudor, lo que significa que volverá a aumentar tan pronto reponga el líquido perdido. Ahora bien, una sesión de sauna sí le hará eliminar toxinas, y eso es positivo para cualquier régimen orientado a adelgazar. Como forma de terapia recomiendo también una ducha fría después de un sauna o, si le gusta la aventura, correr ligero de ropas a la intemperie sobre una capa fresca de nieve. Yo lo hice una vez, después de pasar un rato en una bañera caliente hasta que mi piel enrojeció. Entonces salí afuera, a una noche helada en las Montañas Rocosas e hice rodar mi cuerpo sobre la nieve. ¡Le aseguro que es vigorizante!

La próxima vez que vaya a ducharse, entre en calor primero con agua caliente. Luego alterne gradualmente las llaves hasta que el agua se ponga fresca y luego fría. Manténgase bajo el chorro de agua fría al menos un minuto. Sentirá aumentar su energía y su cuerpo estará más alerta.

Mímese a sí mismo con la aromaterapia y la terapia musical

Mis últimas dos terapias corporales mejoran el ánimo, lo que sin duda es un factor cuando uno está tratando de bajar de peso. En la aromaterapia, puede absorber, al frotarlos sobre su piel y sus poros, aceites esenciales extraídos de plantas, flores y especias, o simplemente inhalando sus fragancias. El uso de estos aceites esenciales tampoco le hará perder kilos milagrosamente, pero le proporcionará bienestar emocional si está luchando contra su apetito u otros malestares derivados de romper con su rutina alimentaria. Pruebe a frotar en las palmas de sus manos unas gotas de mirto, cilantro, hisopo, gálbano o incienso. Luego ahueque las manos, acerque la boca y la nariz e inhale. Una aspiración profunda revitalizará su espíritu.

Y lo mismo resultará de escuchar música suave, relajante y curativa. Sé cuáles son mis gustos en cuanto a esta terapia: música contemporánea de adoración y alabanza a Dios. Cualquiera sea su favorita, comprobará que escuchar una música capaz de levantar su estado de ánimo puede ayudar a sanar su cuerpo, su alma y su espíritu.

℞ LA RECETA DEL GRAN MÉDICO PARA BAJAR DE PESO: ACONDICIONE SU CUERPO CON EJERCICIOS Y TERAPIAS CORPORALES

- *Hágase el compromiso, y las citas, para practicar ejercicios al menos tres veces a la semana.*
- *Incorpore a su rutina cotidiana entre 5 y 15 minutos del método de forma física funcional.*
- *Dé una breve caminata y compruebe que al final del día se sentirá mucho mejor.*
- *Haga un esfuerzo consciente para practicar ejercicios de respiración profunda una vez al día. Llene sus pulmones y retenga el aire durante varios segundos antes de exhalar lentamente.*
- *Váyase a la cama más temprano, prestando especial atención a cuantas horas duerme antes de medianoche. Esfuércese por dormir cada noche ocho horas. Recuerde que el sueño es, aparte de los nutrientes, lo*

más importante que puede incorporar a su régimen de salud.

- Finalice su próxima ducha cambiando la temperatura del agua a fresca (o fría) y permaneciendo bajo el chorro durante un minuto.
- El próximo sábado o el domingo, tómese el día de descanso, dedique el día al Señor y haga algo entretenido y relajante que no haya hecho en mucho tiempo. Procure en su día de descanso no trabajar, hacer compras ni diligencias. Confíe en que Dios hará más con Sus seis días que usted con siete.
- En su próximo receso laboral, salga y siéntese afuera mirando al sol. Báñese con sus rayos durante diez o quince minutos.
- Incorpore a su vida diaria aceites esenciales aromáticos.
- Ponga música de adoración en su hogar, su automóvil, o su iPod. Concéntrese en el plan de Dios para su vida.

Actúe

Si quiere aprender a incorporar a su régimen diario los principios de acondicionar su cuerpo con ejercicios y terapias corporales, por favor, pase a la página 74 para consultar el plan de batalla de *La receta del Gran Médico para bajar de peso.*

Llave #5

Reduzca las toxinas en su ambiente

Por dicha nunca he estado a dieta. Ahora, antes de que agarre el primer ladrillo que encuentre y lo lance contra mí, escúcheme. El presidente Clinton dijo una vez esta frase célebre: «Yo siento su dolor», y puedo declarar eso mismo porque he sometido mi cuerpo a ayunos de tres días, sé lo que es experimentar mareos, debilidad y una incapacidad para concentrarse en cualquier cosa que no sea la próxima comida.

Si usted ha estado luchando con su peso seguramente ha probado unas cuantas dietas y experimentado la misma sensación de privación. No importa cuál haya ensayado, sea la Atkins, la sopa de coles o las medias toronjas (pomelos): al llegar a media tarde usted desearía que alguien le metiera en un tonel de madera y le lanzara a las cataratas del Niágara. Existe fisiológicamente una razón para sentirse tan mal. Mientras más células adiposas se establezcan en su torso, más toxinas se almacenarán en su cuerpo. Cuando usted pierde células adiposas, libera toxinas que son absorbidas por su organismo. De ahí esa sensación tan atroz que le obliga a buscar un sofá donde acostarse. Su equilibrio emocional es perturbado por las toxinas que han cruzado la barrera entre la sangre y el cerebro. Tenemos toxinas en el interior del cuerpo porque ellas están presentes por doquier en nuestro entorno: en el aire que respiramos, el agua que bebemos, las lociones y cosméticos que nos frotamos en la piel, los productos que utilizamos para limpiar el hogar, e incluso la pasta dental que ponemos en el cepillo. Si se hiciera análisis de sangre y orina, los técnicos de laboratorio descubrirían decenas de toxinas en su torrente sanguíneo, incluyendo los bifenilos policlorinados (PCB), dioxinas, furanos, metales microscópicos, ftalatos, compuestos orgánicos volátiles (VOC) y cloro.

Algunas toxinas son solubles en agua, lo que significa que se eliminan rápidamente del organismo y no son dañinas. Desafortunadamente, muchas otras son solubles en grasa, lo que quiere decir que eliminarlas totalmente de su sistema puede tomar meses o años. Algunas de las más conocidas toxinas solubles en grasa son las dioxinas, los ftalatos y el cloro, y cuando no se eliminan permanecen almacenadas en sus tejidos adiposos.

«Esas grosuras se pueden considerar escondites donde se almacenan toxinas y venenos», dice el Dr. Don Colbert, autor de *Toxic Relief* [Alivio a los Tóxicos] (Siloam Press, 2003). «En otras palabras, la grasa es generalmente también tóxica».[12] La mejor manera de eliminar las toxinas solubles de su sangre es: beber más agua (trataré este tema en breve) a fin de excretarlas por medio de los riñones. También debe incrementar la cantidad de fibra en su dieta para eliminar toxinas a través de los intestinos; hacer ejercicios y sudar a fin de eliminar las toxinas a través del sistema linfático; y practicar la respiración profunda para eliminarlas por medio de los pulmones.

Otra manera de reducir la cantidad de toxinas que usted ingiere es consumir carne y leche orgánica o de reses criadas con pasto. Recuerde que la mayor parte de la carne de res, aves y cerdo que se produce a escala comercial actúa como un imán químico para las toxinas del medio ambiente, y por tanto no será tan saludable como comer la carne de reses alimentadas con pasto. Además, consumir vegetales orgánicos comprados en las tiendas de productos de salud, en quioscos a la orilla de la carretera y en mercados agropecuarios (siempre que sean cultivados en la localidad y no hayan sido rociados con productos químicos) le expondrá a menos residuos de pesticidas, en comparación con las frutas y vegetales cultivados en la forma convencional

Debido a su alto contenido de mercurio, el atún enlatado es otro alimento que debe comer en cantidades mínimas, pese a que muchas dietas populares incluyen el atún y las ensaladas como un plato frecuente para el almuerzo con la comida, partículas metálicas de mercurio, plomo y aluminio se encuentran todavía en los tejidos grasos del atún, la aguja y la macarela. Camarones y langostas, artrópodos de exoesqueleto quitinoso que se alimentan de cuanto encuentran en el fondo marino, son carnes inmundas que debe eliminar de su dieta. Le recomiendo limitar su consumo de atún enlatado a dos latas semanales, y evitar por completo esos crustáceos.

Qué beber

Ya he mencionado los beneficios para la salud de beber agua, pero en lo que respecta a reducir las toxinas en su entorno, el agua es especialmente importante, gracias a su capacidad para eliminar del organismo toxinas y otros desechos metabólicos, y las personas con sobrepeso tienden a tener mayor carga metabólica

Incrementar el agua que bebe acelerará su metabolismo, lo cual le ayudará a bajar de peso, y permitirá a su cuerpo asimilar los nutrientes de los alimentos y suplementos nutricionales que ingiera. Como el agua es el recurso básico para el transporte de nutrientes a través del organismo, una falta de hidratación adecuada resulta en la acumulación de desechos metabólicos en su cuerpo, una forma de autointoxicación.

Por eso predico que nunca se debe subestimar la importancia de beber suficiente agua: ella es una fuerza vital presente en casi todos los procesos corporales, desde la digestión hasta la circulación sanguínea.

Sin embargo, muchos reemplazan el agua por pálidas imitaciones como los refrescos carbonatados o las bebidas dietéticas. Según fue publicado en una edición de la revista *U.S. News & World Report*, el consumo de gaseosas per cápita se ha cuadruplicado desde 1950, de 11 galones anuales a alrededor de 46 galones en 2003.[13] Permítame sacar algunas cuentas: un galón de Coca-Cola equivale a 128 onzas, o unas diez latas de 12 onzas, para usar un ejemplo popular. Esto significa que en 1950 bebíamos, a razón de 11 galones anuales, unas 110 Coca-Colas anuales per cápita, o alrededor de una cada tres días. Actualmente bebemos 46 galones anuales per cápita, o 460 latas. Eso es más de una por día, y arroja un total anual de 69.000 calorías.

Las gaseosas regulares son endulzadas con jarabe de maíz alto en fructosa, porque resulta más barato que utilizar la sacarosa de la caña de azúcar o la remolacha. Sin embargo este jarabe de maíz se convierte más fácilmente en grasa, la cual a su vez se acumula con facilidad en el organismo cuando hay un consumo excesivo de calorías. Esa es la razón de que *La receta del Gran Médico para bajar de peso* prohíba por completo beber gaseosas.

Pero la respuesta no está en cambiarlas por los refrescos dietéticos. Ni tampoco cuentan como parte de su cuota diaria de agua el café, el té, ni los jugos de frutas, aunque sean saludables.

Las bebidas «de dieta» contienen edulcorantes artificiales como el aspartame, acesulfame K, o sucralosa. Aunque la Administración de Fármacos y Alimentos de los Estados Unidos ha aprobado el uso de edulcorantes artificiales en bebidas y alimentos, esos aditivos químicos pueden ser a largo plazo perjudiciales para su salud. Y si cree que las «bebidas energéticas» como Red Bull y Sobe Adrenaline Rush son la solución para mantenerse hidratado, déjeme recordarle que estas vienen «fortificadas» con cafeína y aditivos nocivos para la salud.

Nada le gana al agua, un líquido creado por Dios para ser totalmente compatible con su organismo, especialmente si está tratando de bajar de peso. Usted debe beber tres cuartos de litro de agua por cada 25 kilos de peso corporal. Si pesa más de 100 kilos, deberá beber por tanto más de tres litros diarios.

Ya sé lo que está pensando: *Jordan, si bebo toda esa agua, nunca me podré alejar a más de quince pasos de un urinario.* Cierto, probablemente tendrá que multiplicar sus viajes al baño, pero créame cuando le digo que si de verdad quiere bajar de peso, debe tomar en serio la necesidad de beber suficiente agua. No existe otra forma fisiológica de eliminar las reservas de grasa y las toxinas que se acumulan en su organismo.

He aquí otra razón por la que usted debe beber tanta agua: cuando el cuerpo está debidamente hidratado, los riñones funcionan normalmente, y el hígado puede convertir las grasas almacenadas en energía aprovechable. En otras palabras, el hígado, actuando como un policía de tránsito, dirige al organismo a explotar sus reservas de grasa cuando (1) usted está comiendo alimentos más sanos y magros, y consumiendo menos calorías; y (2) cuando está haciendo más ejercicios.

Puede acelerar considerablemente la capacidad del hígado para convertir la grasa almacenada en energía aprovechable ingiriendo una abundante cantidad de agua limpia y saludable. No importa si es fría o a temperatura ambiente. El agua le ayuda a digerir sus alimentos de manera más eficiente, reduce la retención de líquidos y evita el estreñimiento. También notará una diferencia en su piel, pues el agua reduce la apariencia de las arrugas y otorga a la piel un brillo saludable.

No obstante, no le recomiendo beber agua directa del grifo. Casi toda el agua municipal es tratada rutinariamente con cloro, sustancia química que es un potente bactericida, He instalado en mi casa un sistema de filtración que elimina el cloro y otras impurezas del agua *antes* de que esta entre en nuestras tuberías. Nicki y yo podemos confiar en abrir la llave y disfrutar los beneficios de un agua libre de cloro para beber, cocinar y bañarnos. Como esta agua no tiene ningún regusto químico, es más apta para beber.

Si no puede pagar un sistema tan complejo, considere instalar filtros de agua más baratos en el fregadero de su casa o comprar una jarra para agua con filtro de carbón incorporado, que le costará menos de 20 dólares. Instalar un filtro de agua significa que el líquido que usted bebe estará más apto para su consumo.

TOXINAS EN OTROS LUGARES DE SU ENTORNO

Es importante mencionar otras toxinas no directamente relacionadas con su régimen para bajar de peso.

Plásticos

Aunque una que otra vez, si estoy lejos de casa, bebo agua mineral embotellada en recipientes de plástico, me parece más seguro beber la que se envasa en botellas de vidrio, debido a la presencia en el primer caso de dioxinas y ftalatos añadidos en el proceso de fabricación del plástico.

Calidad del aire

Casi todos empleamos el 90 por ciento de nuestro tiempo en el interior de viviendas bien aisladas y energéticamente eficientes, y en oficinas con aire acondicionado central en verano y calefacción en invierno. Las ventanas de doble panel, una vez cerradas, no permiten la entrada de aire fresco y atrapan el aire «usado», saturado de partículas dañinas como las de dióxido de carbono, dióxido de nitrógeno y caspa de animales domésticos.

Quizás haya notado cuánta atención se dedica últimamente a las enfermedades relacionadas con el moho, y oyó hablar de viviendas que hubo que desmantelar para eliminar de sus paredes y columnas las esporas del moho verde o del negro. Muchas personas que vivían en ambientes infestados de moho han sido diagnosticadas con problemas de la tiroides y de las glándulas suprarrenales, fatiga crónica y problemas de la memoria. Es difícil mantener un estilo de vida, y hasta tenerlo presente, mientras la calidad del aire de su casa drena sus energías.

Aun si las temperaturas fueran sofocantes o heladas, le recomiendo abrir periódicamente puertas y ventanas para refrescar el aire que respira. Unos minutos de aire fresco pueden obrar maravillas.

Asimismo, le aconsejo comprar un filtro de aire de buena calidad, que eliminará minúsculas partículas de polvo, hollín, polen, moho y caspa que flotan en el aire. Tenemos en casa cuatro purificadores de alta calidad que filtran todas las impurezas dañinas del aire que respiramos.

Productos de limpieza para el hogar

Hoy en día la mayoría de los productos comerciales de limpieza para el hogar contienen sustancias químicas y disolventes potencialmente dañinos que exponen a las personas a los COV, o compuestos orgánicos volátiles, que pueden causar irritación en los ojos, la nariz y la garganta.

Nicky y yo hallamos que ingredientes naturales como el vinagre, el jugo de limón y el bicarbonato de sodio son perfectos para mantener nuestro hogar reluciente. En los supermercados y tiendas naturistas puede encontrar productos de limpieza naturales que no son abrasivos ni potencialmente peligrosos para su familia.

Productos para el cuidado de la piel y del cuerpo

Sustancias químicas tóxicas como los disolventes y ftalatos se encuentran en los lápices, acondicionadores y brillos labiales, en los tintes, aerosoles y champúes para el cabello, y en el jabón. Señoras: cada vez que frotan en sus labios un lápiz labial, su piel absorbe inmediatamente esas toxinas. Como en el caso de los productos de limpieza para el hogar, en los mercados naturistas pueden encontrar cosméticos naturales, aunque cada vez se venden más en las farmacias y tiendas de productos de belleza corrientes.

Permítame añadir algo acerca de la pasta dental. Los dentífricos suelen llevar una etiqueta con la advertencia de que en caso de tragarse accidentalmente el producto deberá llamar al Centro de Control de Tóxicos local. ¿Qué quiere decir esto? Pues que la mayoría de los dentífricos comerciales contienen edulcorantes artificiales, nitrato de potasio y una buena cantidad de otras largas e impronunciables palabras. Una vez más, procure conseguir una versión natural y que no sea dañina para su salud.

℞ LA RECETA DEL GRAN MÉDICO PARA BAJAR DE PESO: REDUZCA LAS TOXINAS EN SU AMBIENTE

- *Beba la cantidad mínima recomendada de ocho vasos de agua diarios, o tres cuartos de litro por cada 25 kilos de peso.*

- *Escoja envases de vidrio en lugar de recipientes plásticos siempre que sea posible.*

- *Mejore la calidad del aire dentro de su vivienda abriendo las ventanas y adquiriendo un sistema de filtración de aire.*

- *Use en su hogar productos de limpieza naturales.*

- *Use también productos naturales para el cuidado de la piel, del cuerpo y el cabello, incluyendo los cosméticos y la pasta dental.*

- *No fume cigarrillos ni use productos de tabaco.*

Actúe

Si quiere aprender a incorporar a su régimen diario los principios para reducir las toxinas en su entorno, por favor pase a la página 74 para consultar el plan de batalla de *La receta del Gran Médico para bajar de peso.*

LLAVE #6

Evite las emociones mortales

El estrés de divorciarse de un marido huidizo, administrar su propia agencia de seguros y criar a dos pequeños hijos tenía cercada a Gidget Stous durante la temporada navideña del 2003.

Ella reaccionó a su ansiedad comiendo galletas dulces de Navidad que dejaban en la oficina, dando cuenta de las sobras de cualquier comida sabrosa que quedaran en su plato cuando almorzaba con las «niñas», y deleitándose sin medida con la variedad de manjares servidos sobre las mesas navideñas. Cuando Gidget finalmente se envalentonó para mirarse en el espejo, le horrorizó la imagen de una mujer de 27 años que había ido sencillamente demasiado lejos. Con reticencia se paró sobre la báscula y su propio peso la dejó sin aliento: 104 kilos ¡Su vida se había convertido en un caos! Su médico dictaminó que era una prediabética del tipo 2 y le diagnosticó un caso de ADHD, lo cual le motivó a recetarle dos fuertes medicamentos: Paxil y Adderall.

Pronto, ella se volvió adicta a ambos fármacos, que actuaban como estimulantes en su organismo. Su historia médica revelaba otras aflicciones: reflujo ácido, alergias, hipertensión, altos niveles de colesterol y un «problema femenino», la endometriosis. «Tenía muy poca energía, me sentía muy mal y terriblemente estresada por todo lo que estaba pasando en mi vida», me dijo después que la conocí, mientras hablaba ante una iglesia en Kansas City, Missouri.

Las cosas empezaron a mejorar cuando empezó a salir con un amigo llamado Michael. Su novio le dio a leer uno de mis primeros libros, *The Maker's Diet* [La dieta del Creador], pero ella lo dejó a un lado durante varios meses, hasta que finalmente, una noche, comenzó a leerlo.

Cuando llegó a la sección en la que describo cómo no ingiero carne de cerdo, porque Dios no diseñó nuestros cuerpos para comer animales que se alimentan de inmundicias, la reacción inmediata de Gidget fue: «Está loco». Ella tenía un compromiso emocional con la tocineta en el desayuno y las chuletas de cerdo con puré de patatas y salsa a la hora de cenar. Así la habían criado.

Pero en la medida en que siguió engordando, recordó lo que le había dicho su médico en la última visita: «Gidget, tienes el nivel de colesterol de una anciana de 65 años. Si no haces algo pronto, no verás crecer a tus hijas».

Después de casarse con Michael, ella tomó en serio el consejo de salud de la Biblia y obtuvo resultados inmediatos. Las inmersiones faciales del programa de higiene avanzada al levantarse y antes de acostarse eliminaron sus alergias. Cambió la media docena de Coca-Colas que se bebía al día en su escritorio por agua mineral embotellada. Dejó de comer alimentos procesados y carnes inmundas. Ella, Michael y las niñas incluso se ofrecieron como voluntarios para trabajar en una granja cercana a cambio de leche cruda, huevos de aves de corral libres, mantequilla verdadera y carne de reses y de aves alimentadas con hierba. En menos de seis meses había bajado casi 40 kilos.

«Muchos de mis antiguos clientes en la oficina no me reconocían después de bajar a 63 kilos. Con mi sobrepeso también se fue mi estrés», me confesó Gidget.

Sin embargo, había otra emoción mortal con la que ella debía lidiar, y era su incapacidad para perdonar. Es algo común en quienes crecen siendo «el gordito de la clase». Quien quita que a usted mismo no le hayan herido sin piedad en el patio de la escuela llamándole «Bola de Manteca» o «Gordo». Una vez adulto, los dardos son más sutiles: «¿De veras te vas a comer todo eso?», o «¿No has pensado en probar esta dieta?»

«Los adultos eran los más insensibles conmigo», dice Gidget. «Hacían ese tipo de comentarios en la oficina mientras estaban comiendo la misma chatarra que yo».

Pero Gidget hizo algo que les aconsejo a aquellos que encuentran difícil perdonar. Escribió los nombres de quienes la habían herido junto con cada una de sus ofensas. Luego, rogó a Dios que la ayudara a perdonarles, y acto seguido estrujó el papel y lo tiró al cesto. «Estaba resentida contra todos aquellos que me habían tratado mal», cuenta, «incluyendo a algunos familiares».

«De una u otra forma tenía que perdonarles, de otro modo me habría estresado demasiado pensando en mi resentimiento».

¿Y usted? ¿Alberga también resentimientos en su corazón? ¿Se lleva su enojo a casa y planea vengarse de quienes le han herido? Si todavía tiene embotellados en su corazón enojo, amargura o resentimiento, esas emociones mortales producirán tantas toxinas como si se hubiese comido media docena de rosquillas glaseadas. La eficiencia de su sistema inmunológico decrece notablemente durante seis horas, y mantenerse enojado y amargado contra aquellos que le provocaron en otro momento altera la química de su organismo, e incluso le motiva a bajarse del carro de la alimentación sana.

Un antiguo proverbio lo define bien: «No es tan importante lo que usted come como lo que se lo está comiendo a usted».

No es el momento de volver a los viejos hábitos de comerse una pizza entera, saquear un paquete de galletas de chocolate o darse «gusto» con comidas deliciosas y también saturadas de grasa y azúcar. Si todavía se siente enojado con aquellos que se mofaron de su aspecto corporal, hicieron comentarios maliciosos sobre su indumentaria talla extragrande, o le aseguraron que nunca podría bajar de peso, va a tener que olvidarlo. Es cierto que no fueron exactamente amables con usted, pero eso ya es historia.

Por más herida que se sintiera, Gidget puso el pasado en su espejo retrovisor y siguió adelante. Atenerse al recetario del Gran Médico para un estilo de vida sano le ayudó a enfrentar las emociones mortales que la lastraban. En cuanto a usted recuerde, por favor, que sin importar cuán profundas hayan sido las heridas que le infligieron en el pasado, aún es posible perdonar. «Si perdonáis a los hombres sus ofensas, os perdonará también a vosotros vuestro Padre celestial», dice Jesús en Mateo 6.

«Mas si no perdonáis a los hombres sus ofensas, tampoco vuestro Padre os perdonará vuestras ofensas» (vv. 14-15).

Dispensad el perdón a aquellos que os han atormentado, y una vez que los perdonéis, olvidad la ofensa.

℞ LA RECETA DEL GRAN MÉDICO PARA BAJAR DE PESO: EVITE LAS EMOCIONES MORTALES

- *Si se siente triste, asustado o enojado por la vida diaria, mejor no coma.*
- *Reconozca la interacción entre las emociones letales y padecer sobrepeso.*
- *Cuando enfrente circunstancias que le provoquen preocupación o ansiedad, confíe en Dios.*

- *Practique el perdón cada día y perdone a aquellos que le han ofendido.*

Actúe

Si quiere aprender a incorporar a su régimen diario los principios para evitar las emociones letales, por favor, pase a la página 74 para consultar el plan de batalla de *La receta del Gran Médico para bajar de peso.*

Llave #7

Viva una vida de oración y con propósito

Alan Jones *adoraba* su rutina nocturna: dejarse caer en el sofá después que los niños se iban a dormir, y saborear bolas enormes de su helado favorito. En tres noches, podía acabar con un paquete de medio galón [casi dos litros]. Y cada festín de helado era seguido por una taza de café.

En su juventud, Alan podía deleitarse con esos postres cremosos sin añadir un solo kilo a su complexión atlética, pero después de pasar de los cuarenta su torso se expandió debido al metabolismo más lento de la madurez. Subió tan lentamente de peso que apenas notaba los 15 kilos adicionales. Si su peso ideal era de 75 kilos, ahora estaba rondando los 90. Pero aun en esa marca, no se veía groseramente superpesado; sólo parecía el típico hombre estadounidense ligeramente fuera de forma.

En el lapso de un mes ocurrieron dos cosas que viraron la vida de Alan. La primera tuvo lugar cuando se sometió a su examen físico anual. Su tensión arterial siempre se había mantenido firme en la marca normal de 120/80, pero esta vez el médico le manifestó su preocupación al anunciar los últimos resultados: 140/90.

El segundo suceso ocurrió cuando Alan me escuchó hablar en la iglesia de mi vecindario, Christ Fellowship, en Palm Beach Gardens, Florida, donde él se encarga del sonido, las luces y la producción. Esa noche pedí a los asistentes, bueno, podría decirse que les urgí, a participar en un estudio de 40 días aplicando *La receta del Gran Médico para bajar de peso.*

Alan levantó su mano y accedió a probar el método. En general se sentía preocupado por su falta de energía, su hipertensión arterial y sus pocos deseos de hacer ejercicios. A los que aceptaron participar les pedí que escribieran un ensayo inicial y otro final, describiendo lo que pensaban. He aquí un fragmento del ensayo inicial de Alan:

> Mi esposa, Cinda, dice que soy capaz de empezar un proyecto mejor que cualquier otra persona que conozca, pero que es en el tramo final donde pierdo la medalla de oro. Después de considerar cuidadosamente su opinión me di cuenta de que tenía razón, especialmente en lo que se refiere a bajar de peso. Siempre he sentido una gran anticipación de resultados maravillosos, pero rara vez he tenido la disciplina necesaria para seguir. Esta va a ser diferente. Mi meta es darle a mi cuerpo el equilibrio apropiado y reducir mi presión arterial. Tengo dos hijos, Matthew y Henry, observando si papá será fiel hasta el fin esta vez. Me estoy recobrando para que esta vez sea capaz de darle un giro a mi vida.

Me agrada lo que Alan dijo sobre la oración, porque ella debe ser el fundamento de toda conducta cristiana. Esta vez, él cumplió con el programa. Voy a dejarle que describa los cambios experimentados en el transcurso de 40 días:

> Estoy sorprendido por los cambios en mi cuerpo después de haber seguido *La receta del Gran Médico para bajar de peso.* Mi presión sanguínea ha vuelto a su

nivel normal, 120/80, y he bajado diez kilos, lo que ha motivado a muchos a pedirme que les cuente mi «secreto». He escuchado comentarios como: «Te ves diez años más joven», o «Eres el increíble hombre que se encoge».

Ahora soy muy consciente de todo lo que como. Los restaurantes de comida rápida no me atraen. Dios cambió mi deseo de celebrar cada noche un festín ritual con helado, y he descubierto el gozo de caminar sobre la estera sinfín, o de salir a patinar con patines en línea. En mi ensayo inicial mencione cuán importante era para mí finalizar este programa, no sólo por mí mismo, sino también por mis dos hombrecitos. Ellos están orgullosos de papá y me han dado mucho aliento. Gracias, Jordan, por ayudarme a comprender que uno de mis propósitos en la vida es estar vivo para atender a Matthew y Henry, de catorce y diez años respectivamente.

Lo que más me agrada de esta historia es que Alan comprendió perfectamente. Él se dio cuenta de que la llave para liberar su potencial de salud se basaba en tener un propósito: recuperar su salud para poder seguir vivo y atender a su esposa e hijos. Desde que escribió su ensayo final, ha perdido otros cinco kilos y pesa actualmente 75.

Si usted decide adoptar para su vida los principios que se encuentran en *La receta del Gran Médico para bajar de peso*, le exhorto a respaldar sus esfuerzos con oraciones, tal como lo hizo Alan. Ello le dará la perseverancia para finalizar lo que empezó.

Selle cuanto haga con el poder de la oración y verá su vida transformarse en más de lo que nunca creyó posible.

> ***Organice un grupo pequeño***
>
> Es difícil enfrentarse solo a la batalla contra la barriga. Si usted tiene amigos o familiares que también están luchando contra el exceso de peso, pídales que se le unan para seguir juntos *La receta del Gran Médico para bajar de peso.* Usted puede aprender a dirigir un pequeño grupo en su comunidad, o encontrar uno ya existente en su área, visitando www.GreatPhysiciansRx.com.

No le estoy garantizando que le ocurrirán milagros a usted o a sus seres queridos, aunque este sea a menudo el caso. Pero le digo que si trata su cuerpo como Dios manda, o sea, como un templo del Espíritu Santo (1 Corintios 6.19-20) Dios honrará ese compromiso.

Muchas personas obesas me preguntan si comer más de lo debido es pecado. Aunque la Biblia hace pocas críticas directas a los glotones, el libro de los Proverbios describe las desventajas sociales y económicas de la glotonería, que se define como comer y beber en exceso: «No estés con los bebedores de vino, ni con los comedores de carne, porque el bebedor y el comilón empobrecerán, y el sueño, hará vestir vestidos rotos», dice en Proverbios 23.20-21. Es aquí donde quiero abordar este tema. Si se está preguntando si puede dar rienda suelta a su apetito sin enfrentar las causas de su diabetes y aun así ir al cielo, mi respuesta es afirmativa. Usted se irá al cielo, sólo que un poco antes de tiempo. En cambio, si sigue el plan de salud de Dios, honrará a su familia, y la mejor manera de hacerlo es permanecer aquí en la tierra con ellos. Los dientes me rechinan cada vez que me entero de que alguien involucrado en un ministerio, sea pastor, misionero, o de un ministerio laico, ha fallecido prematuramente, sólo porque no cuidó su cuerpo como debía. Eso es un despilfarro del más precioso recurso de Dios aquí en la tierra: Sus hijos.

Dios tiene un propósito para su vida, y cuando le llama a servirle en un ministerio, cada minuto es precioso. Cada año tenemos más que ofrecer, no menos, porque tenemos de nuestro lado sabiduría y experiencia. Utilice esa sabiduría estableciendo un legado de salud para sus generaciones futuras y no tendrá que vivir en el reproche.

Quizás usted lea esto y piense: *No me veo tan bien como antes... Lo puedo adivinar por la manera en que me miran.* Pues bien, se le ha revelado el conocimiento para que haga algo con su salud y su sobrepeso a partir de hoy. Yo le pregunto: ¿Cómo piensa actuar a partir de lo que ha aprendido en *La receta del Gran Médico para bajar de peso*?

Esto es muy importante, ¿sabe? Yo perdí a mis dos abuelos muy temprano.

Mi abuelo por parte de padre, sumamente obeso, falleció a los 62 años de un infarto cardiaco. Mi abuelo materno también era obeso, y murió de las mismas causas a los 55 años. Antes de que yo cumpliera diez años, mis dos abuelos ya habían fallecido.

Usted no tiene por qué morir prematuramente. Concédase la mejor oportunidad de permanecer junto a sus seres queridos siguiendo las siete llaves de *La receta del Gran Médico para bajar de peso.*

Rx LA RECETA DEL GRAN MÉDICO PARA BAJAR DE PESO: VIVA UNA VIDA DE ORACIÓN Y CON PROPÓSITO

- *Ore constantemente.*
- *Confiese las promesas de Dios al levantarse y antes de retirarse a dormir.*
- *Encuentre el propósito de Dios para su vida y vívalo.*
- *Sea un agente de cambio de su propia vida. Sólo usted puede dar ese primer paso para eliminar su sobrepeso.*

Actúe

Si quiere aprender a incorporar a su régimen diario los principios para vivir una vida de oración y con propósito, por favor, pase a la página 74 para consultar el plan de batalla de *La receta del Gran Médico para bajar de peso.*

Plan de batalla de La receta del Gran Médico para bajar de peso

Día 1

Al levantarse

Oración: Dé gracias a Dios porque este es el día que el Señor ha hecho.

Regocíjese y gócese en Él. Déle gracias por el aire en sus pulmones y la vida de su cuerpo. Pida al Señor que sane su cuerpo y utilice su experiencia en beneficio de las vidas de otros. Lea en voz alta Mateo 6.9-13.

Propósito: Pídale al Señor que le dé una oportunidad para añadir significado hoy a la vida de alguien. Esté alerta esperándola. Pídale a Dios que le utilice en este día para Su propósito.

Higiene avanzada: Para las manos y las uñas, meta los dedos en jabón semilíquido cuatro o cinco veces, y lávese las manos con el jabón durante quince segundos, frotándolo sobre las cutículas y enjuagándose con el agua lo más caliente que pueda soportar. Eche otro poco de jabón semilíquido en las manos para lavarse la cara. Luego, llene el aguamanil o lavamanos con agua tan caliente como pueda, y agregue entre una y tres cucharadas de sal de mesa, y entre uno y tres gotas de una solución mineral a base de yodo. Sumerja la cara en el agua y abra los ojos, parpadeando repetidamente bajo el agua. Mantenga los ojos abiertos bajo el agua durante tres segundos. Después de limpiar sus ojos, vuelva a meter la cara en el agua con la boca cerrada, haciendo burbujas a través de la nariz. Saque la cara del agua y sóplese la nariz con una servilleta sanitaria.

Para limpiarse las orejas, utilice agua oxigenada y gotas para los oídos con base mineral. Ponga dos o tres gotas en cada oído y manténgalas ahí por un minuto. Luego sacuda la cabeza para que el líquido salga. Para los dientes aplique en el cepillo dos o tres gotas de dentífrico líquido basado en aceites esenciales. Puede usar esto para cepillarse o añadirlo a su crema dental. Después de los dientes, cepíllese la lengua durante 15 segundos.

(Visite www.BiblicalHealthInstitute.com y haga clic sobre la guía de recursos GPRx Resource Guide para ver los productos de higiene avanzada recomendados.)

Reducir toxinas: Abra hoy las ventanas durante una hora. Utilice jabón natural y productos naturales para el cuidado de la piel y del cuerpo (gel para la ducha, cremas, etc). Use también productos naturales para el cuidado del cutis, de la dentadura, y el cabello (champúes, acondicionadores, gels, mousses y lacas). (Visite www.BiblicalHealthInstitute.com y haga clic sobre la guía de recursos GPRx Resource Guide para ver los productos recomendados.)

Suplementos: tome una porción de mezcla pulverizada de fibras y superalimentos verdes, o cinco cápsulas de superfórmula verde. Ayúdese a tragar con un vaso de 12 a 16 onzas de agua. (Para ver los productos recomendados visite www.BiblicalHealthInstitute.com y haga clic sobre la guía de recursos GPRx Resource Guide.)

Terapia corporal: expóngase durante veinte minutos a la luz directa del sol en algún momento del día, pero guárdese de exponerse demasiado entre las 10:00 a.m. y las 2:00 p.m.

Ejercicios: Realice ejercicios del método de forma física funcional durante cinco a quince minutos, o pase igual tiempo sobre un minitrampolín. Finalice con cinco a diez minutos de ejercicios de respiración profunda. (Podrá encontrar las rondas del 1 al 3 de estos ejercicios en www.GreatPhysiciansRx.com.)

Salud emotiva: Cada vez que se enfrente a una circunstancia adversa que le cause preocupación, como un problema de salud, repita lo siguiente: «Señor, yo confío en ti, te entrego el cuidado de mi persona, y creo que cuidarás de mí [insertar la presente situación] y llenarás de fuerza y de salud mi cuerpo». Confiese lo anterior a lo largo del día cada vez que venga a su mente su problema de salud.

Desayuno

Prepárese en la licuadora un batido con los siguientes ingredientes:

yogur natural a base de leche entera, o kefir (es mejor el de leche de cabra); una cucharada de aceite de linaza orgánico; una cucharada de miel de abejas orgánica; una taza de frutas orgánicas (bayas, banana, durazno, piña, etc.); dos cucharadas de polvo proteínico a base de leche de cabra (para ver los productos recomendados visite www.BiblicalHealthInstitute.com y haga clic sobre la guía de recursos GPRx Resource Guide); una pizca de extracto de vainilla (opcional).

Suplementos: Tome dos cápsulas de multivitaminas basadas en alimentos enteros y una cápsula de formula energética y antioxidante basada en alimentos enteros. (Para ver los productos recomendados visite www.BiblicalHealthInstitute.com y haga clic sobre la guía de recursos GPRx Resource Guide.)

Almuerzo

Antes de almorzar, beba 8 onzas de agua.

Mientras almuerza, beba 8 onzas de agua o té caliente con miel de abejas. (Para ver los productos recomendados visite www.BiblicalHealthInstitute.com y haga clic sobre la guía de recursos GPRx Resource Guide.)

Prepare una gran ensalada con vegetales de hojas verdes, aguacate, zanahorias, pepinos, apio, tomates, col morada, pimientos rojos, cebolla morada y brotes tiernos, junto con tres huevos hervidos ricos en omega-3.

Aliño: Utilice aceite de oliva extravirgen, vinagre de sidra de manzana o jugo de limón, sal Celtic Sea, plantas medicinales y especias, o mezcle una cucharada de aceite de oliva extravirgen con otra de algún aliño adquirido en tiendas de productos de salud.

Una manzana con su cáscara.

Suplementos: Tome dos cápsulas de multivitaminas basadas en alimentos enteros y una cápsula de fórmula energética-antioxidante basada en alimentos enteros.

Cena

Antes de cenar, beba 8 onzas de agua.

Mientras cena, beba un té caliente con miel de abejas.

Salmón (pescado en su medio natural) al horno, en agua o a la parrilla.

Brócoli al vapor.

Una ensalada grande con verduras de hojas verdes, aguacate, zanahorias, pepinos, apio, tomates, col morada, pimientos rojos, cebolla morada, pimientos rojos y brotes tiernos.

Aliño: Utilice aceite de oliva extravirgen, vinagre de sidra de manzana o jugo de limón, sal Celtic Sea, plantas medicinales y especias, o mezcle una cucharada de aceite de oliva extravirgen con otra de algún aliño adquirido en tiendas de productos de salud.

Suplementos: Tome dos cápsulas de multivitaminas basadas en alimentos enteros y una cápsula de fórmula energética-antioxidante basada en alimentos enteros, y de una a tres cucharaditas, o de tres a nueve cápsulas de aceite de hígado de bacalao rico en omega-3. (Para ver los productos recomendados visite www.BiblicalHealthInstitute.com y haga clic sobre la guía de recursos GPRx Resource Guide.)

Refrigerios

Varias tajadas de manzana con mantequilla de ajonjolí (tahini)

Una barra nutritiva basada en alimentos enteros con betaglucanos de fibra soluble de avena. (Para ver productos recomendados visite www.BiblicalHealthInstitute.com y haga clic sobre la guía GPRx Resource Guide.)

Beba de 8 a 12 onzas de agua o té caliente o frío recién hecho con miel de abejas.

Antes de irse a la cama

Ejercicios: Salga a caminar o participe en una actividad recreativa o deporte favorito.

Suplementos: Tome una porción de mezcla pulverizada de fibras y superalimentos verdes, o cinco cápsulas de superfórmula verde. Ayúdese con un vaso de 12 a 16 onzas de agua.

Terapia corporal: Tome un baño tibio durante 15 minutos añadiéndole ocho gotas de aceites esenciales bíblicos. (Para ver los productos recomendados visite www.BiblicalHealthInstitute.com y haga clic sobre la guía de recursos GPRx Resource Guide.)

Higiene avanzada: Repita las instrucciones de higiene avanzada para la mañana del Día 1.

Salud emotiva: Pídale al Señor que le recuerde a alguien a quien deba perdonar. Tome una hoja de papel y escriba en la parte superior el nombre de esa persona. Trata de recordar cada acto específico suyo que le haya herido. Escriba lo siguiente: «Perdono a [insertar el nombre de la persona] por [insertar lo que hizo contra usted]». Una vez que haya llenado la hoja, rómpala o quémela, y pídale a Dios que le dé la fuerza para perdonar de corazón al ofensor.

Propósito: Hágase estas preguntas: «¿He vivido hoy una vida con propósito?» «¿Qué he hecho hoy para enriquecer la vida de mi prójimo?»

Comprométase a vivir mañana un día con propósito.

Oración: Dé gracias a Dios por este día, pidiéndole que le dé un descanso nocturno reparador y un comienzo fresco en el nuevo día. Déle gracias por la fidelidad de su amor incesante y su misericordia renovada cada mañana. Lea en voz alta Romanos 8.35, 37-39.

Hora de dormir: Acuéstese a las 10:30 p.m.

Día 2

Al levantarse

Oración: Dé gracias a Dios porque este es el día que el Señor ha hecho.

Regocíjese y gócese en Él. Déle gracias por el aire en sus pulmones y la vida de su cuerpo. Pídale al Señor que sane su cuerpo y aproveche su experiencia en beneficio de las vidas de otros. Lea en voz alta el Salmo 91.

Propósito: Pídale al Señor que le dé una oportunidad para añadir significado hoy a la vida de alguien. Esté alerta esperando esa oportunidad. Pida a Dios que le utilice en este día para Su propósito.

Higiene avanzada: Siga las recomendaciones de higiene avanzada para la mañana del Día 1.

Reducir toxinas: Siga las recomendaciones para reducir toxinas de la mañana del Día 1.

Suplementos: Tome una porción de mezcla pulverizada de fibras y superalimentos verdes, o cinco cápsulas de superfórmula verde. Ayúdese a tragar con un vaso de 12 a 16 onzas de agua.

Terapia corporal: Dése una ducha caliente y fría. Después de una ducha normal, alterne 60 segundos de agua tan caliente como pueda resistir, seguidos por 60 segundos de agua tan fría como la pueda soportar. Repita el ciclo cuatro veces para un total de ocho minutos, finalizando con agua fría.

Ejercicio: Haga ejercicios del método de forma física funcional durante cinco a quince minutos, o pase igual tiempo sobre un minitrampolín. Finalice con cinco a diez minutos de ejercicios de respiración profunda. (Podrá encontrar las rondas del 1 al 3 de estos ejercicios en www.GreatPhysiciansRx.com.)

Salud emotiva: Siga las instrucciones para la salud emocional de la mañana del Día 1.

Desayuno

Dos o tres huevos en cualquier estilo, fritos con una cucharada de aceite de coco extravirgen.

Cebollas, champiñones y pimientos salteados.

Una rebanada de pan integral de grano entero germinado o sin levadura con mantequilla de almendras y miel.

Suplementos: Tome dos cápsulas de multivitaminas basadas en alimentos enteros y una cápsula de fórmula energética-antioxidante basada en alimentos enteros.

Almuerzo

Antes de almorzar beba 8 onzas de agua.

Mientras almuerza, beba 8 onzas de agua o té caliente con miel de abejas.

Prepare una ensalada grande con verduras de hojas verdes, aguacate, zanahorias, tomates, col morada, cebolla morada, pimientos rojos, y brotes tiernos, junto con tres onzas de salmón (pescado en su medio) frío, cocido en agua, o enlatado.

Aliño: Utilice aceite de oliva extravirgen, vinagre de sidra de manzana o jugo de limón, sal Celtic Sea, plantas medicinales y especias, o mezcle una cucharada de aceite de oliva extravirgen con otra de algún aliño adquirido en tiendas de productos de salud.

Uvas orgánicas.

Suplementos: Tome dos cápsulas de multivitaminas basadas en alimentos enteros y una cápsula de fórmula energética-antioxidante basada en alimentos enteros.

Cena

Antes de cenar beba 8 onzas de agua.

Mientras cena, beba té caliente con miel de abejas.

Pollo asado orgánico.

Vegetales cocidos (zanahorias, cebollas, arvejas, etc.).

Prepare una ensalada grande con vegetales verdes mixtos, aguacate, zanahoria, tomates, col morada, cebolla morada, pimientos rojos y brotes tiernos.

Aliño: Utilice aceite de oliva extravirgen, vinagre de sidra de manzana o jugo de limón, sal Celtic Sea, plantas medicinales y especias, o mezcle una cucharada de aceite de oliva extravirgen con otra de algún aliño adquirido en tiendas de productos de salud.

Suplementos: Tome dos cápsulas de multivitaminas basadas en alimentos enteros y una cápsula de fórmula energética-antioxidante basada en alimentos enteros, y de una a tres cucharaditas o de tres a nueve cápsulas de aceite de hígado de bacalao rico en omega-3.

Refrigerios

Almendras crudas y lascas de manzana.

Una barra nutritiva de alimentos enteros con betaglucanos de fibra soluble de avena.

Beba de 8 a 12 onzas de agua, o té caliente o helado recién hecho con miel de abejas.

Antes de irse a la cama

Ejercicios: Salga a caminar o participe en una actividad recreativa o deporte favorito.

Suplementos: Tome una porción de mezcla pulverizada de fibras y superalimentos verdes, o cinco cápsulas de superfórmula verde. Ayúdese con un vaso de 12 a 16 onzas de agua.

Higiene avanzada: Repita las instrucciones de higiene avanzada para la mañana del Día 1.

Salud emotiva: repita las instrucciones de salud emotiva para la noche del Día 1.

Propósito: Hágase estas preguntas: «¿He vivido hoy una vida con propósito?» «¿Qué he hecho hoy para enriquecer la vida de mi prójimo?»

Comprométase a vivir mañana un día con propósito.

Oración: Dé gracias a Dios por este día, pidiéndole que le dé un descanso nocturno reparador y un comienzo fresco en el nuevo día. Déle gracias por la fidelidad de su amor incesante y su misericordia renovada cada mañana. Lea en voz alta 1 Corintios 13.4-8.

Terapia corporal: Dedique diez minutos a escuchar música relajante antes de retirarse a dormir.

Hora de dormir: Acuéstese a las 10:30 p.m.

Día 3

Al levantarse

Oración: Dé gracias a Dios porque este es el día que el Señor ha hecho.

Regocíjese y gócese en Él. Déle gracias por el aire en sus pulmones y por la vida de su cuerpo. Pida al Señor que sane su cuerpo y utilice su eexperiencia en beneficio de las vidas de otros. Lea en voz alta Efesios 6.13–18.

Propósito: Pida al Señor que le dé una oportunidad para añadir significado hoy a la vida de alguien. Esté alerta esperando esa oportunidad. Pida a Dios que le utilice en este día para Su propósito.

Higiene avanzada: Siga las recomendaciones de higiene avanzada para la mañana del Día 1.

Reducir toxinas: Siga las recomendaciones para reducir toxinas de la mañana del Día 1.

Suplementos: Tome una porción de mezcla pulverizada de fibras y superalimentos verdes, o cinco cápsulas de superfórmula verde. Ayúdese a tragar con un vaso de 12 a 16 onzas de agua.

Terapia corporal: Expóngase durante veinte minutos a la luz directa del sol en algún momento del día, pero guárdese de exponerse demasiado entre las 10:00 a.m. y las 2:00 p.m.

Ejercicios: Realice ejercicios del método de forma física funcional durante cinco a quince minutos, o pase igual tiempo sobre un minitrampolín. Finalice con cinco a diez minutos de ejercicios de respiración profunda. (Podrá encontrar las rondas del 1 al 3 de estos ejercicios en www.GreatPhysiciansRx.com.)

Salud emotiva: Siga las recomendaciones de salud emotiva para la mañana del Día 1.

Desayuno

De 4 a 8 onzas de yogurt de leche entera orgánica o requesón con frutas (piña, duraznos o bayas), miel de abejas y una pizca de extracto de vainilla.

Un puñado de almendras crudas.

Una taza de té caliente con miel de abejas.

Suplementos: Tome dos cápsulas de multivitaminas basadas en alimentos enteros y una cápsula de fórmula energética-antioxidante basada en alimentos enteros.

Almuerzo

Antes de almorzar beba 8 onzas de agua.

Mientras almuerza, beba 8 onzas de agua o té caliente con miel de abejas.

Prepare una gran ensalada con vegetales mixtos de hojas verdes, aguacate, zanahorias, pepinos, apio, tomates, col morada, pimientos rojos, cebolla morada y brotes tiernos, junto con 2 onzas de atún enlatado con bajo contenido de mercurio y alto de omega-3. (Para ver productos recomendados visite www.BiblicalHealthInstitute.com y haga clic sobre la guía GPRx Resource Guide.)

Aliño: Utilice aceite de oliva extravirgen, vinagre de sidra de manzana o jugo de limón, sal Celtic Sea, plantas medicinales y especias, o mezcle una cucharada de aceite de oliva extravirgen con otra de algún aliño adquirido en tiendas de productos de salud.

Una tajada de alguna fruta de estación.

Suplementos: Tome dos cápsulas de multivitaminas basadas en alimentos enteros y una cápsula de fórmula energética-antioxidante basada en alimentos enteros.

Cena

Antes de cenar beba 8 onzas de agua.

Mientras cena, beba 8 onzas de agua o té caliente con miel de abejas.

Un bistéc de carnes rojas (de res, bisonte, o venado).

Broccoli al vapor.

Batata horneada con mantequilla.

Prepare una ensalada grande con vegetales de hojas verdes, aguacate, zanahorias, pepinos, apio, tomates, col morada, pimientos rojos, cebolla morada y brotes tiernos.

Aliño: Utilice aceite de oliva extravirgen, vinagre de sidra de manzana o jugo de limón, sal Celtic Sea, plantas medicinales y especias, o mezcle una cucharada de aceite de oliva extravirgen con otra de algún aliño adquirido en tiendas de productos de salud.

Suplementos: Tome dos cápsulas de multivitaminas basadas en alimentos enteros y una cápsula de fórmula energética-antioxidante basada en alimentos enteros, y de una a tres cucharaditas o de tres a nueve cápsulas de aceite de hígado de bacalao rico en omega-3.

Refrigerios

Cuatro onzas de yogurt de leche entera con frutas, miel de abejas y unas cuantas almendras

Una barra nutritiva de alimentos enteros con betaglucanos de fibra soluble de avena.

Beba de 8 a 12 onzas de agua, o té caliente o helado recién hecho con miel de abejas.

Antes de irse a la cama

Ejercicios: Salga a caminar o participe en una actividad recreativa o deporte favorito.

Suplementos: Tome una porción de mezcla pulverizada de fibras y superalimentos verdes, o cinco cápsulas de superfórmula verde. Ayúdese con un vaso de 12 a 16 onzas de agua .

Terapia corporal: Tome un baño tibio durante 15 minutos, añadiendo al agua ocho gotas de aceites esenciales bíblicos.

Higiene avanzada: Siga las recomendaciones de higiene avanzada para la mañana del Día 1.

Salud emotiva: Siga las recomendaciones para perdonar de la noche del Día 1.

Propósito: Hágase estas preguntas: «¿He vivido hoy una vida con propósito?» «¿Qué he hecho hoy para enriquecer la vida de mi prójimo?»

Comprométase a vivir mañana un día con propósito.

Oración: Dé gracias a Dios por este día, pidiéndole que le dé un descanso nocturno reparador y un comienzo fresco en el nuevo día. Déle gracias por la lealtad de su amor incesante y su misericordia que se renueva cada mañana. Lea en voz alta Filipenses 4.4-8, 11-13, 19.

Hora de dormir: Acuéstese a las 10:30 p.m.

Día 4

Al levantarse

Oración: Dé gracias a Dios porque este es el día que el Señor ha hecho.

Regocíjese y gócese en Él. Déle gracias por el aire en sus pulmones y por la vida de su cuerpo. Pida al Señor que sane su cuerpo y utilice su experiencia en beneficio de las vidas de otros. Lea en voz alta Mateo 6.9–13.

Propósito: Pida al Señor que le dé una oportunidad para añadir significado hoy a la vida de alguien. Esté alerta esperando esa oportunidad. Pida a Dios que le utilice en este día para Su propósito.

Higiene avanzada: Siga las recomendaciones de higiene avanzada para la mañana del Día 1.

Reducir toxinas: Siga las recomendaciones para reducir toxinas de la mañana del Día 1.

Suplementos: Tome una porción de mezcla pulverizada de fibras y superalimentos verdes, o cinco cápsulas de superfórmula verde. Ayúdese a tragar con un vaso de 12 a 16 onzas de agua.

Ejercicios: Realice ejercicios del método de forma física funcional durante cinco a quince minutos, o pase igual tiempo sobre un minitrampolín. Finalice con cinco a diez minutos de ejercicios de respiración profunda. (Podrá encontrar las rondas del 1 al 3 de estos ejercicios en www.GreatPhysiciansRx.com.)

Terapia corporal: Dése una ducha caliente y fría. Después de una ducha normal, alterne 60 segundos de agua tan caliente como pueda resistir, seguidos por 60 segundos de agua tan fría como la pueda soportar. Repita el ciclo cuatro veces para un total de ocho minutos, finalizando con agua fría.

Salud emotiva: Siga las recomendaciones para la salud emotiva de la mañana del Día 1.

Desayuno

Tres huevos brevemente hervidos o cocidos en agua.

Cuatro onzas de cereal integral de grano entero germinado con dos onzas de yogurt de leche entera o leche de cabra, 1/2 de cucharadita de canela molida orgánica, almendras y uvas pasas. (Para ver productos recomendados visite www.BiblicalHealthInstitute.com y haga clic sobre la guía GPRx Resource Guide.)

Una taza de té caliente con miel de abejas.

Suplementos: Tome dos cápsulas de multivitaminas basadas en alimentos enteros y una cápsula de fórmula energética-antioxidante basada en alimentos enteros.

Almuerzo

Antes de almorzar beba 8 onzas de agua.

Mientras almuerza, beba una taza de 8 onzas de agua o té caliente con miel de abejas.

Prepare una ensalada grande con vegetales mixtos de hojas verdes, aguacate, zanahorias, pepinos, apio, tomates, col morada, pimientos rojos, cebolla morada y brotes tiernos junto con dos onzas de atún enlatado con bajo contenido de mercurio y alto de omega-3.

Aliño: Utilice aceite de oliva extravirgen, vinagre de sidra de manzana o jugo de limón, sal Celtic Sea, plantas medicinales y especias, o mezcle una cucharada de aceite de oliva extravirgen con otra de algún aliño adquirido en tiendas de productos de salud.

Un racimo de uvas con semillas.

Suplementos: Tome dos cápsulas de multivitaminas basadas en alimentos enteros y una cápsula de fórmula energética-antioxidante basada en alimentos enteros.

Cena

Antes de cenar beba 8 onzas de agua.

Mientras cena, beba 8 onzas de agua o té caliente con miel de abejas.

Pechuga de pollo a la parrilla.

Vegetales al vapor.

Una porción pequeña de cereales integrales (quinoa, amaranto, mijo, o arroz integral) salteados con una cucharada de aceite de coco extravirgen.

Prepare una gran ensalada con vegetales de hojas verdes, aguacate, zanahorias, pepinos, apio, tomates, col morada, pimientos rojos, cebolla morada y brotes tiernos.

Aliño: Utilice aceite de oliva extravirgen, vinagre de sidra de manzana o jugo de limón, sal Celtic Sea, plantas medicinales y especias, o mezcle una cucharada de aceite de oliva extravirgen con otra de algún aliño adquirido en tiendas de productos de salud.

Suplementos: Tome dos cápsulas de multivitaminas basadas en alimentos enteros y una cápsula de fórmula energética-antioxidante basada en alimentos enteros, y de una a tres cucharaditas o de 3 a 9 cápsulas de aceite de hígado de bacalao rico en omega-3.

Refrigerios

Una manzana y zanahorias con mantequilla de almendras crudas.

Una barra nutritiva de alimentos enteros con betaglucanos de fibra soluble de avena.

Beba de 8 a 12 onzas de agua, o té caliente o helado recién hecho con miel de abejas.

Antes de irse a la cama

Beba de 8 a 12 onzas de agua, o té caliente endulzado con miel de abejas.

Ejercicios: Salga a caminar o participe en una actividad recreativa o deporte favorito.

Suplementos: Tome una porción de mezcla pulverizada de fibras y superalimentos verdes, o cinco cápsulas de superfórmula verde. Ayúdese con un vaso de 12 a 16 onzas de agua.

Higiene avanzada: Siga las recomendaciones de higiene avanzada para la mañana del Día 1.

Salud emotiva: Siga las recomendaciones para perdonar de la noche del Día 1.

Propósito: Hágase estas preguntas: «¿He vivido hoy una vida con propósito?» «¿Qué he hecho hoy para enriquecer la vida de mi prójimo?»

Comprométase a vivir mañana un día con propósito.

Oración: Dé gracias a Dios por este día, pidiéndole que le dé un descanso nocturno reparador y un comienzo fresco en el nuevo día. Déle gracias por la lealtad de su amor incesante y su misericordia que se renueva cada mañana. Lea en voz alta Romanos 8.35, 37-39.

Terapia corporal: Dedique diez minutos a escuchar música relajante antes de retirarse a dormir.

Hora de dormir: Acuéstese a las 10:30 p.m.

Día 5 (día de ayuno parcial)

Al levantarse

Oración: Dé gracias a Dios porque este es el día que el Señor ha hecho.

Regocíjese y gócese en Él. Déle gracias por el aire en sus pulmones y por la vida de su cuerpo. Pida al Señor que sane su cuerpo y utilice su experiencia en beneficio de las vidas de otros. Lea en voz alta Isaías 58.6-9.

Propósito: Pida al Señor que le dé una oportunidad para añadir significado hoy a la vida de alguien. Esté alerta esperando esa oportunidad. Pida a Dios que le utilice en este día para Su propósito.

Higiene avanzada: Siga las recomendaciones de higiene avanzada para la mañana del Día 1.

Reducir toxinas: Siga las recomendaciones para reducir toxinas para la mañana del Día 1.

Suplementos: Tome una porción de mezcla pulverizada de fibras y superalimentos verdes, o cinco cápsulas de superfórmula verde. Ayúdese a tragar con un vaso de 12 a 16 onzas de agua.

Ejercicios: Realice ejercicios del método de forma física funcional durante cinco a quince minutos, o pase igual tiempo sobre un minitrampolín. Finalice con cinco a diez minutos de ejercicios de respiración profunda. (Podrá encontrar las rondas del 1 al 3 de estos ejercicios en www.GreatPhysiciansRx.com.)

Terapia corporal: Expóngase durante veinte minutos a la luz directa del sol en algún momento del día, pero guárdese de exponerse demasiado entre las 10:00 a.m. y las 2:00 p.m.

Salud emotiva: Siga las recomendaciones para salud emotiva de la mañana del Día 1.

Desayuno

No desayune (día de ayuno parcial).

Beba de 8 a 12 onzas de agua.

Suplementos: tome dos cápsulas de multivitaminas basadas en alimentos enteros y una cápsula de fórmula energética-antioxidante basada en alimentos enteros.

Almuerzo

Beba de 8 a 12 onzas de agua (día de ayuno parcial).

Suplementos: Tome dos cápsulas de multivitaminas basadas en alimentos enteros y una cápsula de fórmula energética-antioxidante basada en alimentos enteros.

Cena

Antes de cenar beba 8 onzas de agua.

Mientras cena, beba té caliente con miel de abejas.

Sopa de pollo.

Vegetales encurtidos. (Para ver productos recomendados visite www.BiblicalHealthInstitute.com y haga clic sobre la guía GPRx Resource Guide.)

Prepare una ensalada grande con vegetales mixtos de hojas verdes, aguacate, zanahorias, pepinos, apio, tomates, col morada, pimientos rojos, cebolla morada y brotes tiernos.

Aliño: Utilice aceite de oliva extravirgen, vinagre de sidra de manzana o jugo de limón, sal Celtic Sea, plantas medicinales y especias, o mezcle una cucharada de aceite de oliva extravirgen con otra de algún aliño adquirido en tiendas de productos de salud.

Suplementos: Tome dos cápsulas de multivitaminas basadas en alimentos enteros y una cápsula de fórmula energética-antioxidante basada en alimentos enteros, y de una a tres cucharaditas o de 3 a 9 cápsulas de aceite de hígado de bacalao rico en omega-3.

Refrigerios

No meriende (día de ayuno parcial).

Beba 8 onzas de agua.

Antes de irse a la cama

Beba de 8 a 12 onzas de agua o té caliente con miel.

Ejercicios: Salga a caminar o participe en actividades recreativas o un deporte favorito.

Suplementos: Tome una porción de mezcla pulverizada de fibras y superalimentos verdes, o cinco cápsulas de superfórmula verde. Ayúdese con un vaso de 12 a 16 onzas de agua.

Higiene avanzada: Siga las recomendaciones de higiene avanzada para la mañana del Día 1.

Salud emotiva: Siga las recomendaciones para perdonar de la noche del Día 1.

Terapia corporal: Tome un baño tibio durante 15 minutos, añadiendo al agua ocho gotas de aceites esenciales bíblicos.

Propósito: Hágase estas preguntas: «¿He vivido hoy una vida con propósito?» «¿Qué he hecho hoy para enriquecer la vida de mi prójimo?»

Comprométase a vivir mañana un día con propósito.

Oración: Dé gracias a Dios por este día, pidiéndole que le dé un descanso nocturno reparador y un comienzo fresco en el nuevo día. Déle gracias por la lealtad de su amor incesante y su misericordia que se renueva cada mañana. Lea en voz alta Isaías 58.6-9.

Hora de dormir: Acuéstese a las 10:30 p.m.

DÍA 6 (DÍA DE DESCANSO)

Al levantarse

Oración: Dé gracias a Dios porque este es el día que el Señor ha hecho.

Regocíjese y gócese en Él. Déle gracias por el aire en sus pulmones y por la vida de su cuerpo. Pida al Señor que sane su cuerpo y utilice su experiencia en beneficio de las vidas de otros. Lea en voz alta el Salmo 23.

Propósito: Pida al Señor que le dé una oportunidad para añadir significado hoy a la vida de alguien. Esté alerta esperando esa oportunidad. Pida a Dios que le utilice en este día para Su propósito.

Higiene avanzada: Siga las recomendaciones de higiene avanzada para la mañana del Día 1.

Reducir toxinas: Siga las recomendaciones para reducir toxinas de la mañana del Día 1.

Suplementos: Tome una porción de mezcla pulverizada de fibras y superalimentos verdes, o cinco cápsulas de superfórmula verde. Ayúdese a tragar con un vaso de 12 a 16 onzas de agua.

Ejercicios: No haga ejercicios formales pues es el día de descanso.

Terapia corporal: No se aplique ninguna, pues es día de descanso.

Salud emotiva: Siga las recomendaciones para salud emotiva de la mañana del Día 1.

Desayuno

Dos o tres huevos preparados en cualquier estilo con una cucharada de aceite de coco extravirgen.

Una toronja o pomelo.

Un puñado de almendras.

Suplementos: Tome dos cápsulas de multivitaminas basadas en alimentos enteros y una cápsula de fórmula energética-antioxidante basada en alimentos enteros.

Almuerzo

Antes de almorzar beba 8 onzas de agua.

Mientras almuerza, beba 8 onzas de agua o té caliente con miel de abejas.

Prepare una gran ensalada con vegetales mixtos de hojas verdes, aguacate, zanahorias, pepinos, apio, tomates, col morada, pimientos rojos, cebolla morada y brotes tiernos junto con tres huevos hervidos duros con alto contenido de omega-3.

Aliño: Utilice aceite de oliva extravirgen, vinagre de sidra de manzana o jugo de limón, sal Celtic Sea, plantas medicinales y especias, o mezcle una cucharada de aceite de oliva extravirgen con otra de algún aliño adquirido en tiendas de productos de salud.

Una manzana orgánica con su cáscara.

Suplementos: Tome dos cápsulas de multivitaminas basadas en alimentos enteros y una cápsula de fórmula energética-antioxidante basada en alimentos enteros.

Cena

Antes de cenar beba 8 onzas de agua.

Mientras cena, beba té caliente con miel de abejas.

Pollo asado orgánico.

Vegetales cocidos (zanahorias, cebollas, guisantes, etc.).

Prepare una ensalada grande con vegetales de hojas verdes, aguacate, zanahorias, pepinos, apio, tomates, col morada, pimientos rojos, cebolla morada y brotes tiernos.

Aliño: Utilice aceite de oliva extravirgen, vinagre de sidra de manzana o jugo de limón, sal Celtic Sea, plantas medicinales y especias, o mezcle una cucharada de aceite de oliva extravirgen con otra de algún aliño adquirido en tiendas de productos de salud.

Suplementos: Tome dos cápsulas de multivitaminas basadas en alimentos enteros y una cápsula de fórmula energética-antioxidante basada en alimentos enteros y de una a tres cucharaditas o de 3 a 9 cápsulas de aceite de hígado de bacalao rico en omega-3.

Refrigerios

Un puñado de almendras crudas con lascas de manzana.

Una barra nutritiva de alimentos enteros con betaglucanos de fibra soluble de avena.

Beba de 8 a 12 onzas de agua, o té caliente o helado recién hecho con miel de abejas.

Antes de irse a la cama

Beba de 8 a 12 onzas de agua o té caliente con miel de abejas.

Ejercicios: Salga a caminar o participe en una actividad recreativa o deporte favorito.

Suplementos: Tome una porción de mezcla pulverizada de fibras y superalimentos verdes, o cinco cápsulas de superfórmula verde. Ayúdese con un vaso de 12 a 16 onzas de agua altamente alcalina o jugo de vegetales crudos.

Higiene avanzada: Siga las recomendaciones de higiene avanzada para la mañana del Día 1.

Salud emotiva: Siga las recomendaciones para perdonar de la noche del Día 1.

Propósito: Hágase estas preguntas: «¿He vivido hoy una vida con propósito?» «¿Qué he hecho hoy para enriquecer la vida de mi prójimo?»

Comprométase a vivir mañana un día con propósito.

Oración: Dé gracias a Dios por este día, pidiéndole que le dé un descanso nocturno reparador y un comienzo fresco en el nuevo día. Déle gracias por la lealtad de su amor incesante y su misericordia que se renueva cada mañana. Lea en voz alta el Salmo 23.

Terapia corporal: Dedique diez minutos a escuchar música relajante antes de retirarse a dormir.

Hora de dormir: Acuéstese a las 10:30 p.m.

Día 7

Al levantarse

Oración: Dé gracias a Dios porque este es el día que el Señor ha hecho.

Regocíjese y gócese en Él. Déle gracias por el aire en sus pulmones y por la vida de su cuerpo. Pida al Señor que sane su cuerpo y utilice su experiencia en beneficio de las vidas de otros. Lea en voz alta el Salmo 91.

Propósito: Pida al Señor que le dé una oportunidad para añadir significado hoy a la vida de alguien. Esté alerta esperando esa oportunidad. Pida a Dios que le utilice en este día para Su propósito.

Higiene avanzada: Siga las recomendaciones de higiene avanzada para la mañana del Día 1.

Reducir toxinas: Siga las recomendaciones para reducir toxinas de la mañana del Día 1.

Suplementos: Tome una porción de mezcla pulverizada de fibras y superalimentos verdes, o cinco cápsulas de superfórmula verde. Ayúdese a tragar con un vaso de 12 a 16 onzas de agua.

Ejercicios: Realice ejercicios del método de forma física funcional durante cinco a quince minutos, o pase igual tiempo sobre un minitrampolín. Finalice con cinco a diez minutos de ejercicios de respiración profunda. (Podrá encontrar las rondas del 1 al 3 de estos ejercicios en www.GreatPhysiciansRx.com.)

Terapia corporal: Expóngase durante veinte minutos a la luz directa del sol en algún momento del día, pero guárdese de exponerse demasiado entre las 10:00 a.m. y las 2:00 p.m.

Salud emotiva: Siga las recomendaciones de salud emotiva para la mañana del Día 1.

Desayuno

Prepárese en la licuadora un batido con los siguientes ingredientes:

Una taza de yogur natural o kefir (es mejor el de leche de cabra); una cucharada de aceite de linaza orgánico; una cucharada de miel de abejas orgánica; una taza de frutas orgánicas (bayas, banana, durazno, piña, etc.) frescas o congeladas; dos cucharadas de polvo proteínico a base de leche de cabra; una pizca de extracto de vainilla (opcional).

Suplementos: Tome dos cápsulas de multivitaminas basadas en alimentos enteros y una cápsula de fórmula energética-antioxidante basada en alimentos enteros.

Almuerzo

Antes de almorzar beba 8 onzas de agua.

Mientras almuerza, beba 8 onzas de agua o té caliente con miel de abejas.

Prepare una ensalada grande con vegetales mixtos de hojas verdes, queso de cabra crudo, aguacate, zanahorias, pepinos, apio, tomates, col morada, pimientos rojos, cebolla morada y brotes tiernos junto con tres onzas de salmón (pescado en su medio) frío, cocido en agua o enlatado.

Aliño: Utilice aceite de oliva extravirgen, vinagre de sidra de manzana o jugo de limón, sal Celtic Sea, plantas medicinales y especias, o mezcle una cucharada de aceite de oliva extravirgen con otra de algún aliño adquirido en tiendas de productos de salud.

Una tajada de alguna fruta de estación.

Suplementos: Tome dos cápsulas de multivitaminas basadas en alimentos enteros y una cápsula de fórmula energética-antioxidante basada en alimentos enteros.

Cena

Antes de cenar beba 8 onzas de agua.

Mientras cena, beba 8 onzas de agua o té caliente con miel de abejas.

Pescado de su elección al horno o a la parrilla.

Brócoli al vapor.

Batata horneada con mantequilla.

Prepare una ensalada grande con vegetales de hojas verdes, aguacate, zanahorias, pepinos, apio, tomates, col morada, pimientos rojos, cebolla morada y brotes tiernos.

Aliño: Utilice aceite de oliva extravirgen, vinagre de sidra de manzana o jugo de limón, sal Celtic Sea, plantas medicinales y especias, o mezcle una cucharada de aceite de oliva extravirgen con otra de algún aliño adquirido en tiendas de productos de salud.

Suplementos: Tome dos cápsulas de multivitaminas basadas en alimentos enteros y una cápsula de fórmula energética-antioxidante basada en alimentos enteros, y de una a tres cucharaditas o de 3 a 9 cápsulas de aceite de hígado de bacalao rico en omega-3.

Refrigerios

Lascas de manzana con mantequilla de ajonjolí (tahini).

Una barra nutritiva de alimentos enteros con betaglucanos de fibra soluble de avena.

Beba de 8 a 12 onzas de agua, o té caliente o helado recién hecho con miel de abejas.

Antes de irse a la cama

Beba de 8 a 12 onzas de agua o té caliente con miel.

Ejercicios: Salga a caminar o participe en un deporte favorito o en actividades recreativas.

Suplementos: Tome una porción de mezcla pulverizada de fibras y superalimentos verdes, o cinco cápsulas de superfórmula verde. Ayúdese con un vaso de 12 a 16 onzas de agua altamente alcalina o jugo de vegetales crudos.

Higiene avanzada: Siga las recomendaciones de higiene avanzada para la mañana del Día 1.

Salud emotiva: Siga las recomendaciones para perdonar de la noche del Día 1.

Terapia corporal: Tome un baño tibio durante 15 minutos, añadiendo al agua ocho gotas de aceites esenciales bíblicos.

Propósito: Hágase estas preguntas: «¿He vivido hoy una vida con propósito?» «¿Qué he hecho hoy para enriquecer la vida de mi prójimo?»

Comprométase a vivir mañana un día con propósito.

Oración: Dé gracias a Dios por este día, pidiéndole que le dé un descanso nocturno reparador y un comienzo fresco en el nuevo día. Déle gracias por la lealtad de su amor incesante y su misericordia que se renueva cada mañana. Lea en voz alta 1 Corintios 13.4-8.

Hora de dormir: Acuéstese a las 10:30 p.m.

Día 8 y después

Si está empezando a bajar de peso y a sentirse mejor, pero todavía le quedan kilos por quemar en su camino al bienestar, puede repetir tantas veces como lo desee el plan de batalla de *La receta del Gran Médico para bajar de peso.*

Para sugerencias detalladas paso por paso, así como planes de nutrición y estilo de vida, visite www.GreatPhysiciansRx.com y súmese a la «Experiencia 40 días por la salud» (si es que desea continuar bajando de peso rápidamente), o al plan «Una vida de bienestar» (si desea mantener su nuevo nivel de salud).

Estos programas online le proveerán comidas diarias adecuadas a su caso y planes de ejercicios, así como las herramientas para determinar su progreso.

Si ha experimentado resultados positivos con el programa de *La receta del Gran Médico para bajar de peso*, le insto a hablar de él a sus conocidos y a que les recomiende este libro y este programa. Usted puede aprender a dirigir un pequeño grupo en su iglesia o en su hogar, visitando: www.GreatPhysiciansRx.com.

Recuerde: No necesita ser médico ni especialista de la salud para ayudar a transformar la vida de alguien a quien aprecie: basta con que tenga la voluntad para hacerlo.

Permítame ofrecer ahora esta plegaria de bendiciones tomada de Números 6.24-26:

> Jehová te bendiga, y te guarde;
> Jehová haga resplandecer su rostro sobre ti, y tenga de ti misericordia;
> Jehová alce sobre ti su rostro, y ponga en ti paz.
> En el nombre de Yeshua Ha Mashiach, Jesús, nuestro Mesías.
> Amén.

¿Necesita recetas?

Para una lista detallada de más de 200 recetas (en inglés) deliciosas y saludables contenidas en *El plan de la receta del Gran Médico para las comidas,* visite www.GreatPhysiciansRx.com.

Notas

1. Olshansky, S.J., Passaro, D.J., Hershow, R.C., et al., «A Potential Decline in Life Expectancy in the United States in the 21st Century», New England Journal of Medicine, 352:11, pp. 1138–1145.
2. Tenga en cuenta que los médicos se comprometen, como promedio, a pasar entre seis y ocho años de arduos estudios de medicina y de entrenamiento como residentes antes de comenzar su práctica pública, mientras que durante todos esos años de estudio en las aulas y entrenamiento en el terreno, estos galenos en formación sólo toman un curso de nueve semanas sobre nutrición. Visite las siguientes páginas Web: http://www.catalogs.umn.edu/tcmed/curric.html and http://som.georgetown.edu/curriculum/Curr_chart_2003-04-1.pdf.
3. Lindsey Tanner, «Obesity Surgery Riskier Than Once Thought, New Research Finds», Associated Press, 19 octubre 2005.
4. Gus Prosch Jr., M.D., «The Truth and Fallacies About Obesity», Alternative Medicine: The Definitive Guide, ed. Larry Trivieri Jr., Celestial Arts, Berkeley, CA, 2002, p. 822.
5. Encyclopedia of Natural Healing, Alive Publishing Group, Burnaby, B.C.: 1997, p. 1017.
6. Rex Russell, M.D., What the Bible Says About Healthy Living, Regal, Ventura, CA, 1996, p. 63.
7. San Diego Union Tribune, sección de Deportes, 12 mayo 2005.
8. «Slender Servings», Experience Life, mayo 2005, p. 20.
9. «Foodborne Illness», los Centros para el Control y la Prevención de las Enfermedades y el National Center for Infectious Diseases/ Division of Bacterial and Mycotic Diseases, 25 octubre 2005, http://www.cdc.gov/ncidod/dbmd/diseaseinfo/foodborneinfections_g_sp.htm
10. En un estudio con 4.771 mujeres trabajadoras con una edad promedio de 35 años, el Dr. Larry A. Tucker, profesor y director de promoción de la salud en la Universidad Brigham Young de Provo,

Utah, descubrió que quienes pasaban más de tres o cuatro horas diarias viendo televisión tenían doble riesgo de ser obesas que las mujeres que veían menos de una hora al día.

11. Nanci Hellmich, «Sleep Loss May Equal Weight Gain», USA Today, 6 de diciembre de 2004, http://www.usatoday.com/news/health/2004-12-06-sleep-weight-gain_x.htm.

12. Don Colbert, Toxic Relief, Siloam, Lake Mary, FL, 2003, p. 15.

13. Elizabeth Querna, «One Sweet Nation», U.S. News & World Report, 28 de marzo de 2005, http://www.usnews.com/usnews/health/No sé si Kelli es varón o mujer.

Acerca de los autores

Jordan Rubin ha dedicado su vida a transformar vida a vida la salud de otros. Es consultor certificado en nutrición, instructor certificado de forma física personal, especialista certificado en nutrición y miembro de la Academia Nacional de Medicina Deportiva.

El señor Rubin es fundador y presidente ejecutivo de Garden of Life, Inc., una compañía con fundamento bíblico dedicada a la salud y el bienestar humanos con sede en West Palm Beach, Florida, que provee recursos educativos, programas de estudio para grupos pequeños alimentos funcionales, suplementos nutricionales y servicios de bienestar. También es presidente y ejecutivo principal de GPRx, Inc., una compañía de salud y bienestar basada en la Biblia que provee recursos educativos, currículos para grupos pequeños, alimentos funcionales, suplementos nutritivos y servicios de bienestar.

Él y su esposa, Nicki, se casaron en 1999 y son padres de un parvulito, Joshua. Residen en Palm Beach Gardens, Florida.

El doctor en medicina Joseph D. Brasco tiene amplios conocimientos y experiencia en las especialidades de medicina interna y gastroenterología; es vicepresidente de Asuntos Médicos de Garden of Life. El Dr. Brasco, que estudió medicina en el Colegio Médico de Wisconsin, en Milwaukee, estado de Wisconsin, es un profesional certificado por la Junta Estadounidense de Medicina Interna. Además de escribir para varias publicaciones médicas, es también coautor con Jordan Rubin de *Restoring Your Digestive Health.*

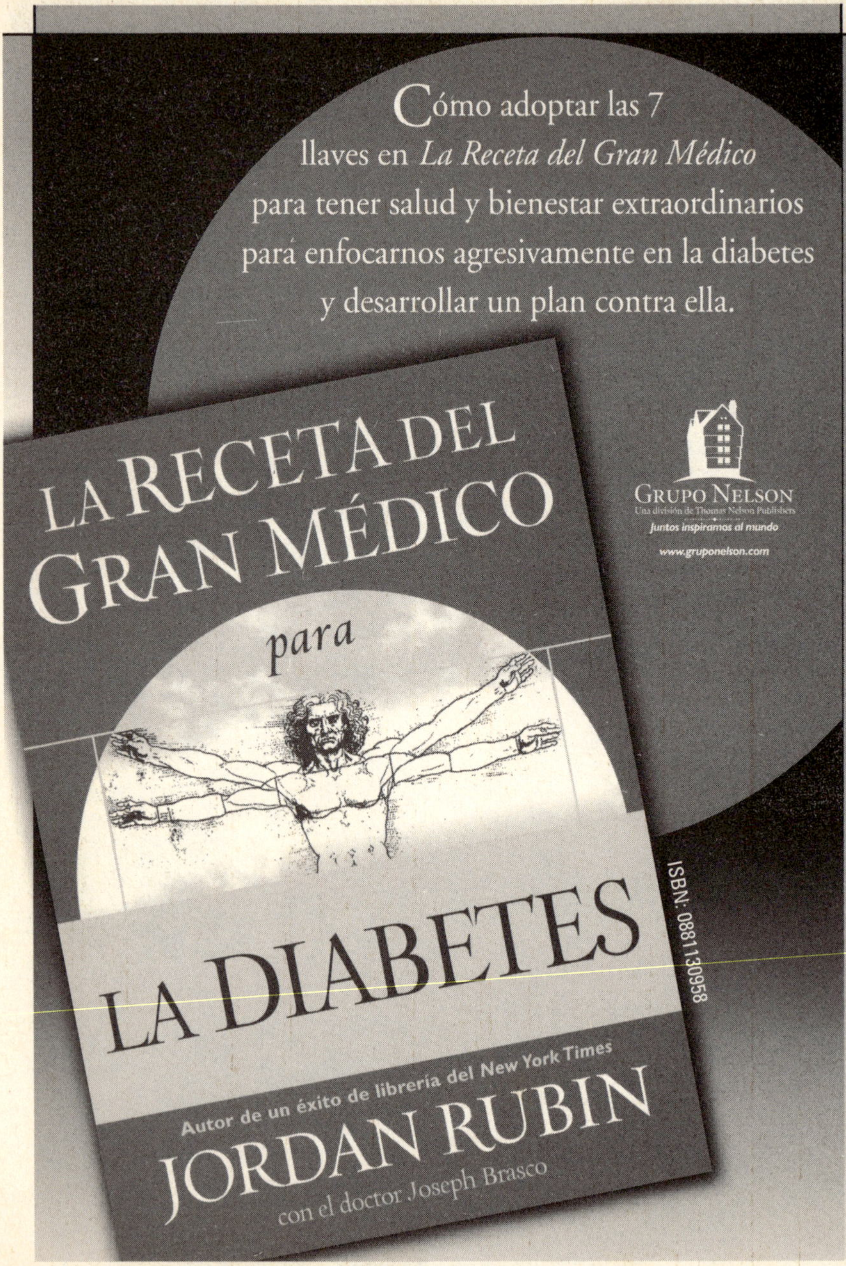
Cómo adoptar las 7
llaves en *La Receta del Gran Médico*
para tener salud y bienestar extraordinarios
para enfocarnos agresivamente en la diabetes
y desarrollar un plan contra ella.
GRUPO NELSON
Una división de Thomas Nelson Publishers
Juntos inspiramos al mundo
www.gruponelson.com
LA RECETA DEL GRAN MÉDICO para LA DIABETES
Autor de un éxito de librería del New York Times
JORDAN RUBIN
con el doctor Joseph Brasco
ISBN: 0881130958